孫靜夫氣壯山河養生功

調節呼吸，活絡氣血，養心安神，百病不生

孫靜夫⊙著

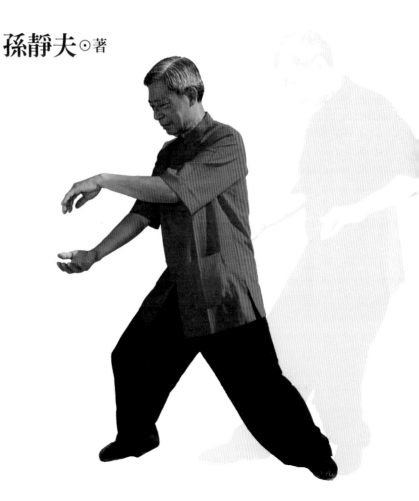

遠流出版公司

目錄

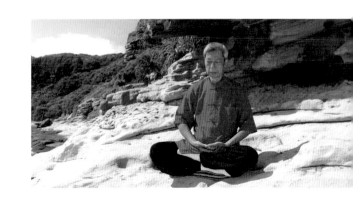

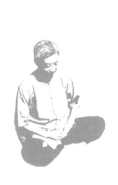
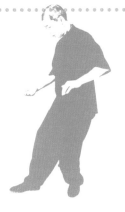

第三篇 經絡在氣功的運用

第四篇 學員分享

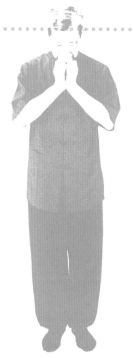

吳序

　　日本NHK電視台常介紹漢方醫學，就是中醫。節目中介紹中醫的「證」可分為「陰、陽、虛、實」，而人體的健康靠「氣、血、水」的調和運轉。「氣」、「血」通而後「水」才能調和，健康才能維持。

　　與孫老師相識多年，他對穴療法、養生功有相當深入的研究，在先前的幾本著作中，孫老師專門討論「穴道」按摩，用以促進「血」的暢通，而這本大作中，他介紹調「氣」的方法。如果這兩種功法都能奏效，再配合日常飲食營養均衡，則「水」自然可以調和，健康就有保障。目前西醫和中醫都普遍受到人們的重視，我個人的體會是有病要找西醫治療；保養身體，維持健康可能要找中醫。因為中醫固本，要融入於日常生活中。

　　修練「氣壯山河」的效果，從孫老師將近八十的人，氣色紅潤，聲如洪鐘，身形靈巧的健康外表，就可以看出來，加上眾多學員的親身體驗，不用我多說．相信讀者自有感受。不妨我們也來試試，希望我們大家都很健康。畢竟，擁有健康才能擁有人生的一切成就，不是嗎？

吳南城

前國立台灣師範大學工教系教授（退休，現為兼任）

郭序

孫靜夫老師學究天人,退休後潛心修習氣功,鑽研健身功法,成立「中華自我保健推廣協會」,造福人群,教學之餘再將《氣壯山河養生功》一書作精修出版,使有志學習氣功者能有所依循,誠功德無量也。

一個人的「精、氣、神」充足飽滿才有健康的身體,而氣通、心通之後,智慧通達,處事圓融,生活工作才能順暢,心無罣礙,也才能心境安適愉快,而孫老師創研之「氣壯山河」,正是氣功之基礎,也是氣功入門功夫,惟有持之以恆、勤練不輟才能有成,進而達到身心靈之最佳境界。

孫老師在台灣各地教授「氣壯山河」功法多年,學生超過萬人,目前分佈各地從事推廣授課的老師亦有五十餘人。他以將近八十歲之高齡,每日練功,教授學生健康功法而忙碌,但仍樂此不疲,最近雲林水林鄭清榮先生將其自宅提供成立練功中心,嘉惠南部地區大眾,孫老師常奔走於各地,他之所以有此體力,而且神采奕奕,實以氣功修養為張本,希望有志於追求健康及氣功高深功夫之大眾能加入學習行列。

郭正道
前嘉義大學軍訓教官
中華自我保健推廣協會顧問

自序

1989年8月，作者甫從台北市立松山商職退休，8月4日即和內人及小女兒返回睽別整整四十年的故鄉——福建東山探親。當天家兄和建興侄到汕頭機場接機，經過將近三小時車程，終於抵達日夜思念的故鄉。此時映入眼簾的卻是「景物依舊人事全非」。在家鄉期間，妻女最不適應者，是衛浴問題，半夜如廁，我得拿著手電筒，扶著她們到百公尺外的茅坑方便，幸好在台北我已事先消毒，不然一下子可能無法適應。而本人從小生長於斯，早習以為常，但內心深處仍不免有些感傷；為什麼經過漫長的四十年歲月，家鄉仍無絲毫進步。

此行因為有妻女同行，又是初次返回，行程排得滿滿的，一些名勝古蹟也只能點到為止。翌年再次返回，只有我一個人，才有機會尋訪兒時生活中的點點滴滴的回憶。

兒時就讀的小學所在地「祠堂」，如今已殘破不堪。庵仔渡頭的觀音廟，也無昔日光彩。倒是銅陵的帝君廟，香火依舊鼎盛。有一天到鄰近的古廟參拜，初入廟門，倍感親切，當我向諸神佛敬拜時，在旁誦經的一位比丘尼，回頭注視我良久說：「吾佛慈悲，你我有緣。」邀我入坐奉茶，並出示《氣壯山河養生功》一書，要我研讀。並叮嚀我次日再來，他將教我整套功法。次早我依約前往，老師父為我講解、示範、演練，至近午結束。叩其名號？曰：「個人生命有限，眾

生之生命無窮，這套功法可以助人，好好練，其他不必深究。」後兩年，我為修祖祠事回鄉，再次住訪，已不知所之，後來我也沒有認真練它。直到1994年，拜郭正道老師學習氣功，同時著手寫《穴道自療法》一書，才深入研究，也才慢慢體會它的奧妙。這得感謝師父在氣功方面所給予的協助，方始有成。

氣壯山河養生氣功是由：(1)提肛呼吸法；(2)腹式呼吸法；(3)小周天呼吸法；(4)大周天呼吸法；(5)氣壯山河等五大系統所組成。強調以健康養生為主要修習目的，它是一套兼顧身、心、靈三大部門的養生功法，以「天人合一」為修練的最高境界與目標。

早在五十年代，「天人合一」一詞，我曾在《王陽明先生傳記》看過這樣的詞句，那時我總覺得，天是那麼高，人是那麼低、那麼小，要合實在太難了；在《古文觀止》「徐敬業討武曌檄」一文中，又讀到「劍氣沖而南斗平」的句子，當時我很愚昧，覺得駱賓王的口氣好大，吹吹牛罷了，而當我練了「氣壯山河」，才深深感覺到「天人合一」和「劍氣沖而南斗平」是怎樣的境界，其中的奧妙難以盡言，留給讀者去體會。

氣壯山河養生功的功法，各篇章中都有詳細說明，但我要特別提醒讀者諸君，呼吸法看起來簡單，但練起來很難，如果能在良師益友指點同練，可以縮短練功時程，提高練

功效果。此外呼吸法要注意細、慢、深、長、勻的原則，這一點非常重要。

氣壯山河養生功隱藏著無限潛力，練一個月有一個月的感受，練十年有十年的境界，在好山好水的地方練，更不能相提並論，這也說明修道的人，喜歡走向高山，接近大自然的道理。同時人多，排列整齊，更容易彰顯其成果。是一套身、心、靈兼修的功法，能持之以恆，延年益壽，自不在話下。

感謝吳南城教授、郭正道老師再次為筆者新書作序，王振國先生、康宇和小姐及小兒于倬為示範動作拍照，他們為了拍攝一些比較有質感的封面封底及插頁照片，背負重器，登山涉水，過程非常辛苦，而且都是免費提供使用，這份情我會永記在心。王振國先生是莊若蘭老師氣功班同學，因為有這層關係，所以每次外拍，莊老師都從旁照顧一切，本文校稿亦是由莊老師和內人洪碧娥老師共同負責完成，遠流出版公司編輯同仁對精修版提供許多建議，使本書更能適合讀者需求，一併致謝。

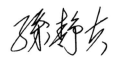

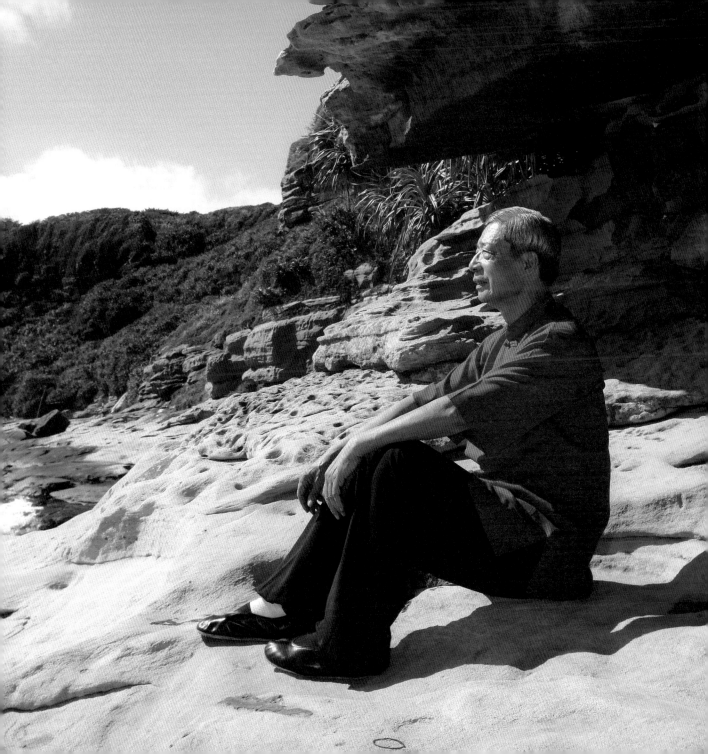

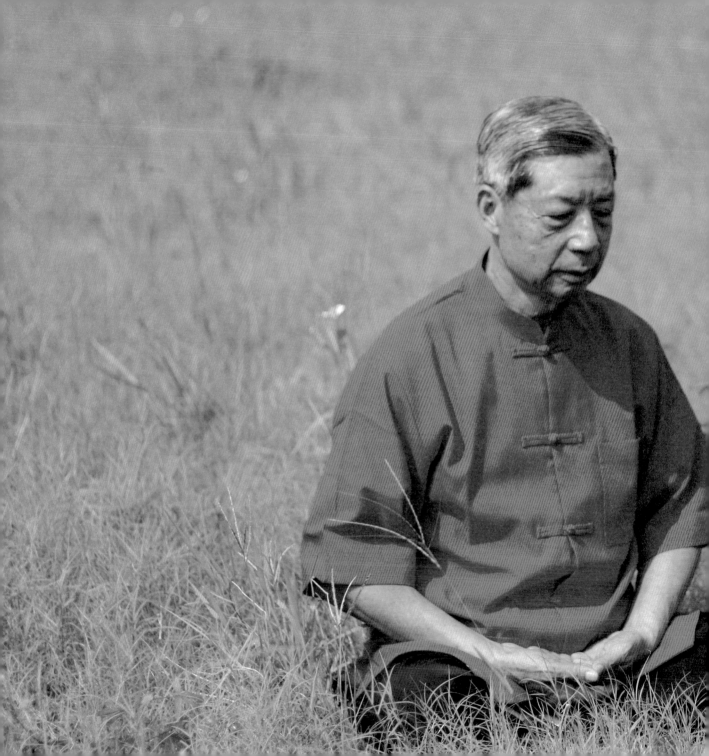

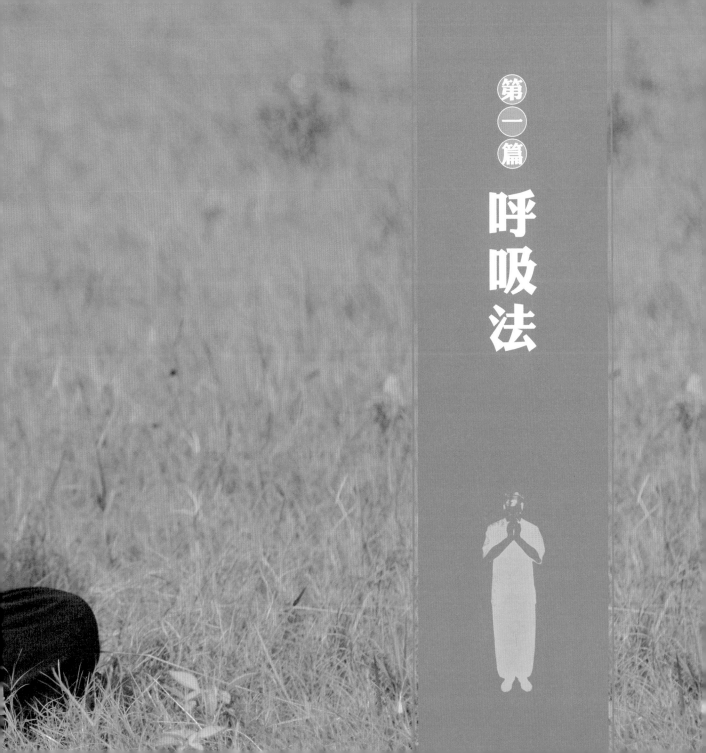

第一篇

呼吸法

健康在一呼一吸之間

「複製羊桃莉」的誕生，在生物科技產業蓬勃的時代所象徵的意義就是：隨著基因密碼技術的日新月異，人類追求長生不老的夢想不遠矣！而這個意義對人們而言，簡直就是一大福音。但是，在另一方面，也由於科技進步帶來環境污染、壓力、食品添加物與抗生素的濫用等種種負面的影響，大大提高罹患癌症、心臟病、糖尿病、高血壓等慢性疾病的機會。若從人性的觀點來看，對慢性病患者而言，活得沒尊嚴，沒意義，人生猶如一齣拖棚的歹戲，就算是長命百歲，也不免要長吁短嘆：不如歸去！因此只有長壽健康的人，才能夠充分享受絢麗的人生。

筆者生長在戰亂時代，顛沛流離，過著三餐不繼的生活；由於先天不良，再加上後天失調，以致百病纏身；凍瘡、慢性鼻炎、咳嗽、支氣管炎、腸胃病、肺結核等毛病長期困擾著我，實在是苦不堪言，豈敢奢望有彩色的人生。不過，常言道：「久病成良醫」，為了減輕身體的苦痛，平時筆者即特別注意偏方、民俗療法的療效和方法，並養成蒐集報章與古籍相關資料的習慣，同時，常去接觸學習，舉凡針灸、太極拳、科學內功等等，不一而足。然而效果總是不大，我想原因或許是沒有找對方法。後來，在一次返鄉參拜古廟的偶然機緣中，我才真正發現中國傳統的養生方法真的最具特色，於是開始潛心研究「穴道自療法」和「養生功法」。

起初懵懵懂懂，一知半解，經由不斷地摸索學習，將一點一滴的經驗，累積、補充、修正，自我成長。在勤練多年之後，很慶幸有緣認識師父，經過老師悉心點撥，二十幾年來一直伴隨著我的大小病痛，竟然都不藥而癒，讓我走出東亞病夫的陰霾。如今，無論到哪裡，我仍每日勤練整套健身功法。中國道家有「吾命在吾不在天」之說，正好說

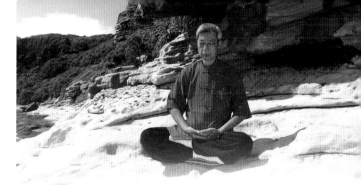

明身體健康先天固然重要，但也要靠自己後天用心去維護。當然，道家是指練功而言。許多朋友、學生常常問我：為什麼老師都快八十了，仍然身體健朗，精神矍鑠，信心十足，再忙也不覺得疲累？我想，主要還是得力於這套養生功法的效用吧！所以，筆者一直心存感念有貴人相助，常懷抱一顆感恩的心，無怨無悔的投入「教您怎樣不生病」的自我保健推廣工作。

氣的奧祕

對沒有學過氣功的人來說，氣就是空氣，空氣看起來雖然沒有什麼，可是，人體絲毫不能沒有它，所以說「氣之為用大矣！」應不為過。而在武俠小說裡，我們也常常看到內功、內力之類的字眼，其實它所指的就是「氣功」，亦即練功者透過呼吸方式的修練，能使氣經由經絡的運轉而貫穿至人體的四面八方，達到強身健體的效果。

通常，只要一提到「氣功」，一般人都認為是故弄玄虛，或斥為無稽之談，而嗤之以鼻。直到近年，西方醫學家發現中醫針灸的神奇療效後，對於經絡，氣功裡所蘊含許多人類生命奧祕，開始進行科學研究，氣功才又逐漸受到重視。他們利用肌電圖、遠紅外線、碳放射線追蹤、放射性同位素、電勢、導電度、聲波及克里安照相術等方法，嘗試證明經絡、氣功和身體健康之間的關係。此後在中國更是蔚為風潮，各家氣功、特異功能人士紛紛出籠。其中不乏知名的科學家，大陸原子彈之父錢學森就曾說：「氣功和中醫理論蘊育著人體科學最根本的道理，它不是神祕、玄不可測的，而是與現代科學技術發展有密切關係，可以說它們本身就是一門科學技術的重大研究課題。」所以，也有學者認為：「以知識論的觀點看，中醫宜屬經

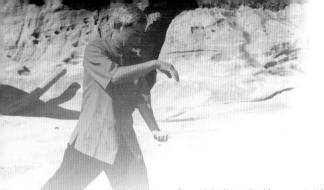

驗主義的科學，有別於唯理主義。」目前，國內在這方面研究的知名學者有李嗣涔（台大校長）、崔玖、陳國鎮等。

氣行任、督兩脈的「經絡循行」概念，是中醫的重要理論基礎，但此一原理，對於佛家、道家及各氣功門派的修練而言，則是大同小異。因為它們認為修練氣功的人，經過長時間的練習，可以將吸入體內的空氣轉換為真炁（即一般所稱的生物能量、生物能場），當一個人的能量充足，外來的細菌就會被消滅，身體自然就會健康。不論男女，功法如果能練到爐火純青，氣貫全身，體內的分泌能力必然會增強。而這種分泌能力的增強，是生命的元素也是生命的泉源，非常珍貴，它不但可以增加抵抗力，也可以消除病菌於無形。所以，修練氣功的人比較不容易受到病菌的感染，就是這個道理。

氣功之所以能夠治病，其原理就在於吐納時，能夠提高血液中紅血球的容氧率，使血液循環順暢，充分供應五臟六腑，營養臟器裡的每一個細胞，並排除體內累積的毒素，讓身體發揮正常的活化及代謝作用，而增強人體的抵抗力，消弭疾病於無形。此外，透過修持靜功打坐入定，也可以降低大腦皮質層的耗電量，進而減少內因性疾病的發生。根據研究報告顯示，氣功對於腫瘤的遺傳基因化學鍵有破壞的作用，可以抑制癌細胞生長。所以，為了保持氣血通暢，自古以來人們常常藉助運動和修練氣功，來達到養生之目的。

呼吸法又稱為吐納法，它與一般呼吸法的差別，除了牽涉到腹部及胸部力量的運用方法不同外，用腹部呼吸，橫膈膜會下降，可以把氣壓到下丹田，使之產生按摩內臟的作用，有強化細胞與臟器的功能，能將毒素和其他廢物排出體外而免於病變。然而一般呼

吸法大都只能排出二氧化碳而已。另外，吐納法也是胎息法的預備式。

真炁不息，身強體健

自古以來，丹田即為中國古仙家煉丹之要域，所有練功者無不重視此一區域。因為丹田位於氣穴（腎經）位置，經過修練，可以產生像糧食一樣使人活命的金丹，所以，不論是吐納法或靜坐，都要藉由意守丹田，使真炁充足旺盛，氣足則循經而運行周身，對五臟六腑、四肢百骸即可達到營養的作用。既然，丹田是力之泉源，是身體活動的原動力、生命力的主體所在，故只要長期鍛鍊，自然可以增加「真炁」與「能量」的累積，據以提供身體必要的服務。換言之，假如一個人的吸收能力很差，內分泌系統功能也不正常，細胞就無法獲得充足營養，身體病變就很難避免。但如果能注重丹田鍛鍊，便可

以強化身體的吸收能力，使分泌系統達到平衡，自然生命能量就會增強。

此外中醫亦指出丹田可分為上、中、下丹田三部分，簡單分述如下：

❶ 頭為諸陽之首，上丹位於腦，介於印堂兩眉之間，意守上丹能使氣血上行，是人精神活動的地方，是守精養神練氣的起點，可以凝神入氣。但年紀較大者、高血壓患者，不宜久守，庶免偏差。

❷ 中丹（約膻中區域）有益宗氣，健脾胃，是婦科疾病之要穴，故婦女生理期要改守中丹，就是這個道理。

❸ 下丹（約氣海區域）自古就被視為元氣之本，生命之泉源，長守之可生元氣，補虛益腎，強化體能，具有延緩老化的功能。

在教學過程中，我常將上、中、下三個丹

田稱為人體的三個變壓器。所謂煉丹，意指鼻子在吸入大自然空氣的同時，我們要想像大自然的能量亦隨著吸氣動作，經由百會，上丹、中丹、下丹三個變壓器及有關經絡的運轉，慢慢轉變為真炁（有利人體所需要的養分），經過鍛鍊而使之積存於氣海。當人體的臟腑、四肢百骸氣血充盛時，又會促進真炁在丹田的凝聚力，這樣真炁反覆運轉，生生不息，自然而然就能夠卻病延年。古代的練丹法，其實就是指丹田呼吸法。丹田呼吸法練久了，最明顯的感覺就是身體血液變順暢而溫暖，頭涼而足熱，精力變旺盛。中國道家的內丹功、小周天、練精化氣便是丹田呼吸法的主要功法之一。其中內丹功的修練功法就是藉由呼吸法的練習，配合靜坐，在體內將氣凝集成小而圓之精神意識的「氣球」，再經過體內的運轉而到達各經絡之間，使男女精液分泌更加旺盛，進而達到卻病

延年之目的。

逐步修練，身心平衡

　　道家修練氣功是以築基開始，築基首重修練，用以提升人的「精、氣、神」。我們都知道「精」是指人的生殖能力，當身體能不斷的自製生殖細胞，使精力強化，即可以加強「氣」的能力。當然，氣的能力增強後，活動力也會提高，身體自然就會健康長壽。強精之後，再進一步利用「氣」來養「神」，當人的生命力增強，精神飽滿後，頭腦就會變聰明，使智慧大開。所以提肛、腹式、小周天等呼吸法，是整個呼吸體系的一環，也是胎息法的預備，更是煉丹（蓄積真炁於丹田）的基本功，同時，也是修練大周天呼吸法的基礎，它們可以說是環環相扣，相互為用，就好比我們要上頂樓，樓梯是不可或缺的工具一樣。話雖如此，提肛、腹式、小

周天、大周天呼吸法也都各有其妙用，讀者不可偏廢。

道家修練氣功的四個步驟：

❶練精化氣鍛鍊身體，使內分泌系統趨於正常，讓身體保持健康狀態。

❷練氣化神調養心神，使身心保持平衡。

❸練神還虛配合靜坐方式，在日常生活中修心悟道而能夠身心合一，捨得放下。

❹還虛入道進入心靈層次的神祕境界，心定而不為所惑。

我們都知道，從古至今，動功為練，靜功為養，吐納法則兼具練與養之間，而氣功是以養為主，練為輔。練功主要是能導引、意念、觀想三方面著手，三者殊途同歸。養功又以靜坐為要，兩者互為表裡，相互為用。當氣功練到最高境界，所有意念、導引以及觀想都可以不必了；心意到哪兒，氣就到哪兒，無遠弗屆，易言之，練功者在練就紮實的基礎後，常常是透過觀想、意念或導引的方式，想像自己這個小宇宙已經和大宇宙融為一體，逐步修練，使身心合一，最後，進入天人合一的最高境界。

智者治病於未病之時。諸君在平時如能將本功法練好，以氣運於全身，使循夾脊神經纖維通路達於頂，佈於四肢，自然可以減緩身體衰老現象的發生。俗話說：「求人不如求己」、「天助自助」，不是沒有道理的，至少在健康的管理方面，我個人深信不移。

下面針對提肛、腹式、小周天、大周天各種呼吸法（吐納）的功能提要、功法步驟、注意事項、好處多多，為讀者逐一介紹，並盡量以圖片方式呈現，期望能夠引導讀者進入「氣功」的世界，為自己的健康加分。

一 提肛呼吸法

人之所以會生病，血液循環順暢與否是關鍵因素。此外，社會環境的變化、經濟不景氣的壓力，以及缺少運動等等，也會使人產生神經相關疾病、憂鬱症等問題，因此。對於這些疾病的防治，除了醫療外，根本之道，應從改善體質著手，而提肛呼吸法，是最為直接的。所以，經常練習提肛呼吸法，便可以達卻病延年的功效。

功能提要

可疏通任、督兩脈，清除胸中污氣，促進血液循環，強化腎臟功能，增強免疫能力。

功法步驟

❶ 兩腳與肩同寬，微屈雙膝站立，以膝蓋不超過腳尖為原則，著力在腳掌前1/3。

❷ 全身放鬆，兩眼垂瞼，屏除雜念。兩手自然下垂，置於大腿兩側。（圖1.1）

❸ 吸氣用鼻，舌頂上顎。（圖1.2）

❹ 吸氣提肛，縮小腹，氣入於胸（中丹田），但吸氣時不要用力，亦不要吸太飽。（圖1.3）

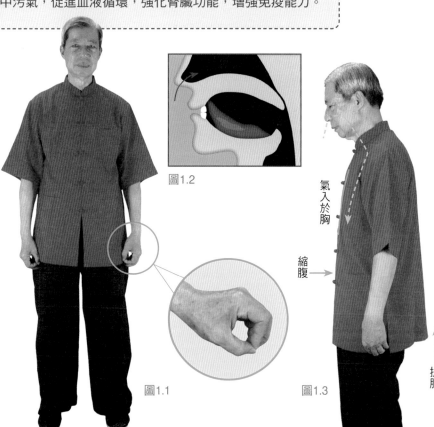

圖1.2

氣入於胸

縮腹 →

↑ 提肛

圖1.1

圖1.3

⑤氣吸飽後，稍作停留再吐氣（不是憋氣）。如果感到不適，有喘不過氣的感覺時，先放鬆，採自然呼吸，再重新開始。

⑥吐氣時亦用鼻，舌頂下顎。（圖1.4）

⑦吐氣，鬆肛，鬆小腹。亦即吐氣前，先將原先存放於胸的氣往下推，推到小腹，此時，肛門、小腹都要放鬆。（圖1.5）

⑧將推到下腹部的氣，稍微停留片刻，再徐徐吐掉。（圖1.6）

⑨氣一邊吐，小腹要慢慢隨著縮小，但也不可把氣吐得太乾淨。（圖1.7~8）

⑩每次做6個呼吸（每天次數不限）。

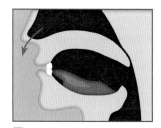

圖1.4

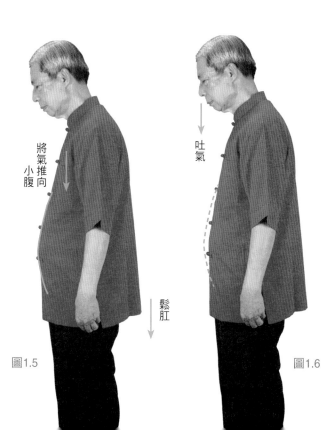

將氣推向小腹

鬆肛

圖1.5

吐氣

圖1.6

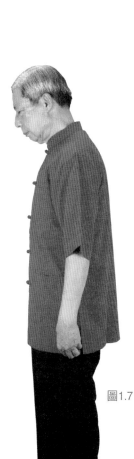

圖1.7

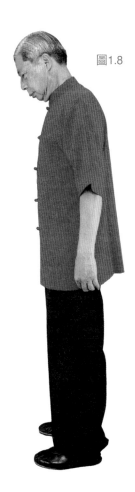

圖1.8

動作說明

1. 吸氣提肛縮腹，使氣積存於胸，此時橫膈膜會產生推擠作用，可使肝臟產生運動功能，促進肝臟的活動量，使血液循環順暢，增加人體血液循環的總量數。人體血液循環量增加，即表示血液含氧量提高，在無形中便能促進身體各部位的健康。

2. 橫膈膜是位於胸腔和腹腔之間的一層薄膜，在提肛縮腹的呼吸反覆練習過程中，橫膈膜上下伸縮，強力的收縮會使腹腔內器官受到擠壓，就如同海綿一樣，可將腹腔內諸臟器的血液壓回心臟，再經由心臟的強力收縮送到肺臟，可提高肺臟功能。同時，胸腔、腹腔都受到壓迫，所以，被送到肺臟的血液中所含的二氧化碳也能快速的排出體外。

3. 當肺臟的二氧化碳大量排出，新鮮的空氣進入肺部後，氧氣會被肺泡周圍毛細管中的紅血球所吸收，不僅可以促進肺泡的擴縮，使氣體交換更為活絡，相對的，也提高了肺臟的功能，所以肺臟功能欠佳者，

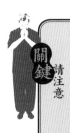

關鍵 請注意

* 吸氣不可用力，亦不要吸太飽。如果感到不適，有喘不過氣的感覺時，先放鬆，採自然呼吸，再重新開始。

* 呼吸法要把握細、慢、深、長、勻的原則，和循序漸進方式，不能操之過急，否則容易引起不適應的反應。

* 呼吸法若能在良師益友陪同下練習，可縮短練功時程，增加功力，提前達到預期效果。

* 練習過程中，如發現悶胸、胸口疼痛、頭暈等現象，應立即停止，休息片刻再練，再練時要放得更輕鬆、更慢。

尤宜勤加練習此法。

4. 一鬆一緊的呼吸過程中，橫膈膜不僅對肝臟做直接或間接的按摩，同時還能夠調和全身運作，對腹直肌、斜腹肌、腹橫肌、呼吸肌內外、腰背肌群等都會形成一連串的協調收縮，產生強而有力的腹腔內壓，可舒緩緊張和疲勞，讓整個身體發揮最大功能。

5. 提肛縮腹過程，會促使胃腸的不隨意肌發達和活動，使胃壁伸縮有力，促進胃腸蠕動，幫助食物消化，減少胃擴張，預防便秘，增加吸收能力。

6. 要養成長出長入的吐納法，時日一久，不僅能夠快速排除雜念、穩定情緒，也有助於身、心、靈的調適，開發智慧，更能促進血循環，補充腎氣之不足，減少疾病的發生。

7. 提肛呼吸法兼具丹田吐納法的功能與效果，它是不生不滅的吐納，是「超越生死，而去完成真空妙有的生」。因為在丹田吐納練習過程中，配合靜坐是澄心明神的良方，一切聚注於丹田，念茲在茲，無所謂內外，無所謂主客，渾然忘我，不念生，不念死。無念則心澄而神明，超脫物外，與天地同體是之謂也。

8. 肛門位於尾閭下方，介於會陰與長強間，是任、督兩脈的交會處，常在此處用力，使之產生熱量，就好比發電機一樣，可以產生充電的功用。而督脈的長強穴，猶如導電管，當熱量進入導管，到達長強，直衝三關（尾閭關、夾脊關、玉枕關），有開啟發動機充電的功能。而背脊骨是我們人體老化的開始，脊椎骨一旦老化或鈣化，人體的造血功能就難以發揮原有作用，所以才會有脊椎骨刺、腰酸背痛、神經衰弱、失眠等情事發生，補救之道，當然要從運動著手。

好處多多

提肛縮腎：是指肛門和外陰上吸的動作而言。因為做提肛呼吸法時，肛門和腎在縮腹提肛之際，會上提至肚臍位置，自然使肛門和前陰（生殖器）拉近，縮短任脈會陰與督脈長強兩穴的距離，所以提肛與鬆肛活動，能使久坐（臀部缺少活動）的人得到調適，並可讓人睡得更加甜美。

1. 提肛呼吸法不僅能強腎，治療腎臟疾病，強化肝臟功能，也可以治療胃腸系統、泌尿系統、婦科疾病，對於脫肛、痔瘡也很有效。

2. 可以紓解因長期身心壓力所造成的呼吸短促，同時，還可預防五十肩、胃下垂、子宮下垂。

3. 有減輕精神壓力、紓解自律神經系統的功能，亦可促使胃液分泌趨於正常，對胃潰瘍、十二指腸潰瘍有平衡作用。

4. 長期練習提肛呼吸法，可使自律神經系統、荷爾蒙分泌系統、淋巴分泌系統以及各臟器得到良善的關聯。

5. 可改善腦部血液循環，使人精神充足、有活力，有助於預防腦血壓上升和腦中風。

6. 做提肛呼吸的過程，能促進血液循環之順暢，使末梢神經通暢，改善手腳冰冷、肌肉麻痺的現象。如能配合飲食，使血清脂質順利分解，使其不滯留於心臟血管內，即有預防心肌梗塞的正面效益。

7. 提肛呼吸法有助於痔瘡的預防和治療，因為在一呼一吸間，配合肛門一鬆一緊的動作，能巧妙的打開括約肌，使會陰穴氣通

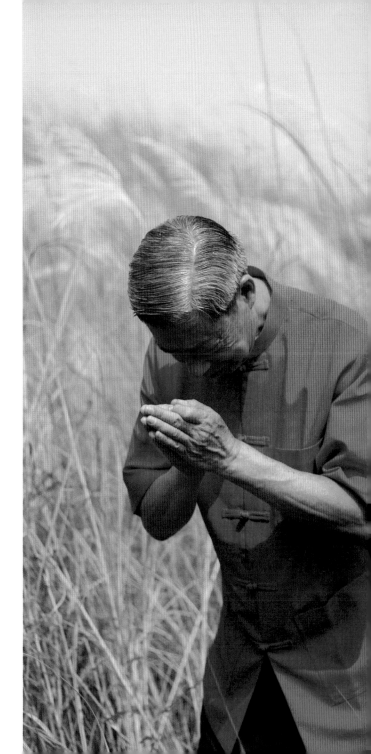

暢，而提高會陰功能，使便秘消除於無形，對尿失禁也有改善的作用。

8. 婦女生產時會消耗大量足腰之氣，提肛呼吸法對女子產後體能的恢復有很大的幫助，可拉近前陰和後陰的距離，接通任、督兩脈。當任、督兩脈經由不斷反覆練習而通暢，無形中就會增強造血功能，提升足腰之氣，進而增強體能。

9. 練習提肛呼吸法，肛門一收一鬆的活動，不僅肛門在收縮，就連生殖器（女性之陰部內外）也都在運動，對於女性子宮疾病的預防有很大幫助。對男性則有強精、鎖精、增強性功能的功用，能使夫妻性生活更加美滿。

> 腎有內外之分，顯於外者稱為外腎，也就是外陰（男女之生殖器），隱於內者稱為內腎（腎臟）。

二 腹式呼吸法

人 在嬰兒時期原來就是用腹部呼吸,所以,腹部呼吸是人類與生俱來的呼吸方式。但是,隨著後天成長環境的影響,因為每次吸入的氣量不足,必須快速補充空氣。而逐漸養成急促的呼吸習慣,也就是人們一般的呼吸方式(胸部呼吸)。這種胸部呼吸法,往往會造成肺活量不足,無法使氧氣深入五臟六腑的微血管,提供充足的養分,久而久之,身體機能便開始

功能提要

加強腹腔諸器官之蠕動,促進血液循環,提供細胞充足養分,強化排毒功能及臟腑保健。

功法步驟

① 兩腳與肩同寬,雙膝微屈站立,以膝蓋不超過腳尖為原則,著力在腳掌前1/3。(圖2.1)

② 全身放鬆,兩眼垂瞼,屏除一切雜念。

③ 兩手交握置於下丹田之上。(圖2.2)

④ 呼吸要注意細、慢、深、長、勻原則。

⑤ 吸氣用鼻,舌頂上顎。

⑥ 吸氣入下丹田,下腹凸起。(圖2.3~5)

⑦ 吸氣八分飽即可,吸飽後稍作停留再吐。

⑧ 吐氣用鼻,舌頂下顎。

⑨ 吐氣縮腹,肚子慢慢凹下,配合慢慢彎腰。

(圖2.6)

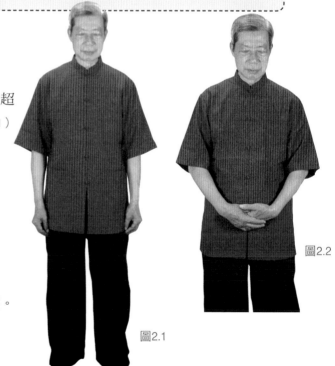

圖2.2

圖2.1

退化，而導致生病。

　一般人，大都是採取胸部呼吸，唯有在練氣功、坐禪、瑜伽之類時，才會運用到深呼吸方式的腹部呼吸。腹式呼吸法又稱為內呼吸或吐納，也叫做橫膈膜呼吸法，是一種運用腹部帶動吐納的方法。吐氣時，能夠將腸胃中的濁氣、病氣有效的排出體外，使身體各機能發揮正常運作。此外，它還能提升體內的能量（氣），活化五臟六腑的再生效應，這也是自古以來，中國人強調練氣功可以養生的重要原因。所以，吾人如果能持續練習腹式呼吸一段時日，自有意想不到的諸多效用。

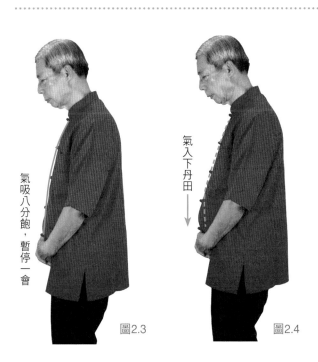
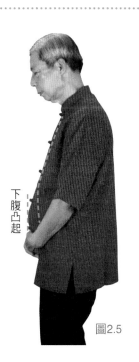

氣吸八分飽，暫停一會

圖2.3

氣入下丹田 →

圖2.4

下腹凸起

圖2.5

吐氣，縮小腹

圖2.6

❿睡前可以試著平躺練習，如果一時不能做到氣入下腹，建議用幾本較厚的書放在下腹部來做練習。

⓫無論是站著或躺著都不能操之過急，慢慢練，慢慢增加。

⓬腹式呼吸在早上，空肚子練最好。

⓭每次做6個呼吸。

動作說明

呼吸時舌頂上、下顎之動作，有承上啟下之意，具有架橋的作用，若再配合其他功法之練習，不出半年自己就能打通任督兩脈。

1. 人體的腹腔在橫膈膜下，有如柔軟的血液幫浦，只要施加腹壓，幫浦就能將下腔脈的血液壓到心臟及肺葉，對於心肺的保健具關鍵地位。

2. 橫膈膜是屬於不隨意肌，平時無法用意識神經支配，但是，練習腹式呼吸法，可間接使橫膈膜達到運動的作用。

3. 吸氣，氣入丹田，凸小腹，當新鮮空氣吸入體內，腹、胸諸臟受到擠壓，即可產生運動按摩的作用。所以，吸氣氣沉下腹，使腹部凸起的功用即在擠壓橫膈膜，使腹腔的器官產生緩慢的蠕動，促進血液循環之順暢，以紓解腹腔內積血，並讓細胞因而得到充足的養分供應。

4. 人體內諸多器官鮮少有自我運動與按摩的能力，藉由腹式呼吸法的壓力，則可以達到按壓內臟的目的，增加胃腸的蠕動，排除體內毒素，改善便秘狀況。

5. 做腹式呼吸法時雙手交握置於丹田位置，

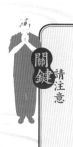

關鍵請注意

＊吸氣、吐氣都以八分為原則。

＊心臟患者做此功法尤應放慢腳步，千萬不可操之過急。

＊每次不要超過6個呼吸，但每天可以多做幾次。

＊練功不跟別人比，個人修個人得，只要有恆心，健康可期。

全身放鬆，氣從鼻子慢慢吸入，下腹凸起，再慢慢吐掉，一呼一吸之間，透過勞宮穴，讓氣進入丹田，這樣效果會更好。經過長時間反覆不斷練習，身體各器官就能得到充分的養分供應，精力自然充足，精足則百病不生。

6. 腹式呼吸法一收一放之間，可以提升血液循環的動力，增強心臟的功能，有心臟疾病者宜勤加練習，但要注意細、慢、長、勻之原則。

7. 心肺相互影響，兩者是新陳代謝機能的兩大支柱，新陳代謝是由心所管轄，血液經由心臟輸送到身體的各器官，而肺司吸入氧、排出二氧化碳之責，而腹式呼吸法兼有兩者功能，不可忽視。

8. 開始時以自己最大容量為起點，例如開始時一呼一吸為30秒，就以30秒為起點，做一個禮拜，第二個禮拜延長1~2秒，以此類推，久了自然可以做到1~2分鐘一個呼吸，這樣健康又向前邁進一大步。

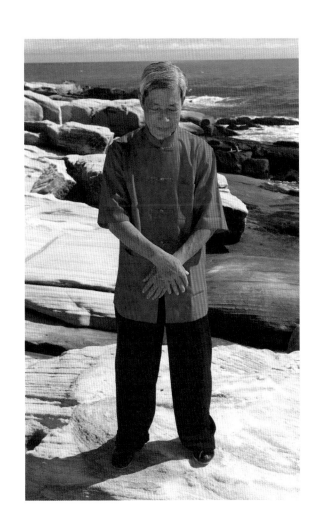

好處多多

1. 長期練習腹式呼吸法可以改善腦部的血液循環，使精力充沛，對手腳冰冷的問題也可以得到改善。

2. 一般人習慣胸部呼吸法，久而久之，肺活量減弱，血液二氧化碳增加，而導致新陳代謝不佳。常做腹式呼吸練習，即有改善新陳代謝功能的作用。

3. 勤練腹式呼吸法，能使血液循環順暢，自然而然會強化腎分泌功能，增加身體荷爾蒙供應能力，減少糖尿病的發生。

4. 練習腹式呼吸法，亦可刺激骨髓的分泌能量，健全人體的骨骼，使骨質不致提早出現疏鬆的狀況。

5. 常練腹式呼吸，不僅可以促進血液循環正常化，也可以提高男性的精力，減少女性生理期的不順與疼痛，同時也可以防止生殖機能障礙發生，所以不孕之男女，如果沒有其他重大因素，勤練本功也有改善作用。

6. 勤練腹式呼吸法，能夠使肝功能發揮正常運作能力，提高免疫能力，減少疾病的發生。

7. 腎為五臟中最重要器官，腎功能衰退，就表示人的生命在減退中，所以，自古以來，即有強身以強腎為先之說，腹式呼吸或兼有此功效。

8. 人體排便功能正常，使積存於腸內之污濁物能順利排解，自然就有防癌的功能。腹式呼吸法對預防大腸癌、胃癌有其不可忽視的功效。

9. 腹式呼吸法，可以將急促而短暫的呼吸方式，變為細慢深長的呼吸，有利中氣下陷

> 人之所以會疲勞，常因內臟功能不佳所致，內臟功能強壯，自然精神奕奕，生病機率也相對減少。

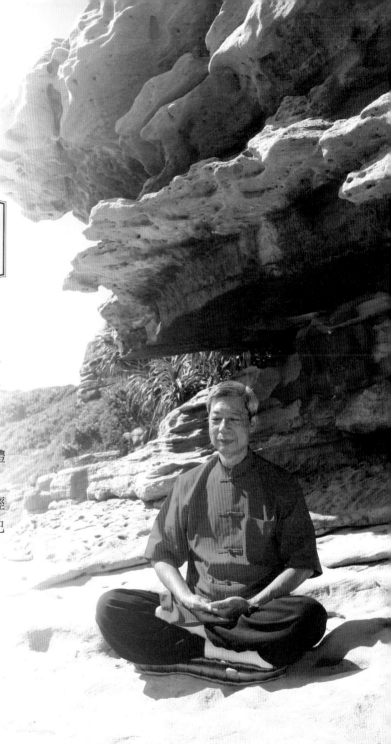

> 聲樂家演唱時，多用丹田之氣，所以聲音宏亮，中氣十足。此乃腹式呼吸法對身體健康助益的另一明證。

  疾病（胃下垂、子宮下垂）的改善。

10.長時間練習腹式呼吸法，可產生干擾素，是癌細胞的剋星，可使細胞活化，所以，它的功效是多方面的。

11.中醫認為，丹田和人的腎氣有密切關係，是儲存腎精的主要部位，腎精充實，人體自然健康，而丹田也是人體磁場的中心。所以，腹式呼吸法除了活絡小腹的諸多經絡、充實先天後天之氣外，亦能強化淋巴的循環，增加腹腔各臟器的按摩作用。

三 小周天呼吸法

所謂「打通任、督兩脈」就是指小周天呼吸法而言，是將吸入的氣透過意念，導引至任、督兩脈穴位上運行的一種方法。由於小周天呼吸法的主要功用是在於練精化氣，所以，又稱為練精化氣小周天。因為在修練的過程中。練精化氣的內炁，感覺只在任、督兩脈遊走，因此，小周天也可以叫做任、督周天。

功能提要

通任、督，使人體所有經絡順暢，以強化造血功能，促進血液循環，增強免疫能力，減少疾病發生。

功法步驟

❶ 兩腳與肩同寬，微屈雙膝站立，以膝蓋不超過腳尖為原則，著力在腳掌前1/3。

❷ 全身放鬆，兩眼垂瞼，屏除一切雜念。

❸ 雙掌交握置於下丹田。（圖3.1）

❹ 吸氣、吐氣與腹式呼吸法相同。亦應注意細、慢、深、長、勻之原則。

❺ 吸氣用鼻，舌頂上顎，氣入丹田，意即吸氣時，氣由鼻子徐徐吸入，直接送到下腹部，使腹部凸起。（圖3.2）

❻ 氣吸八分飽後，稍作停留再吐。（圖3.3）

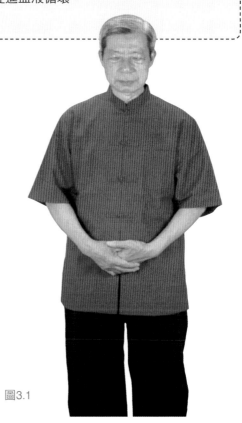

圖3.1

❼吐氣時，氣由鼻子徐徐吐出，但此之同時，要以意念將炁推送到本功法中的九個穴位（會陰→尾閭→命門→大椎→玉枕→百會→上丹田→中丹田→下丹田），週而復始，循穴軌運行，即為一周天（亦稱之為小周天）。（圖3.4~5）

❽用鼻吐氣，舌頂下顎，氣徐徐由鼻子吐出，但真炁要循穴軌行走，當氣吐的差不多時，肚子慢慢縮小，停止吐氣。

❾吸氣、吐氣都要以意念來帶動，也就是要以冥想法，想像氣依照自己的示意循穴軌行走。

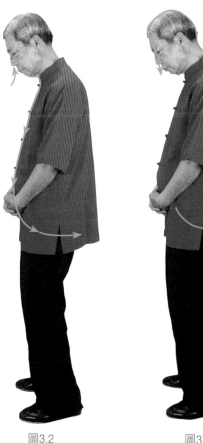
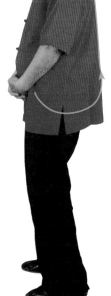

圖3.2　　　　　　　圖3.3

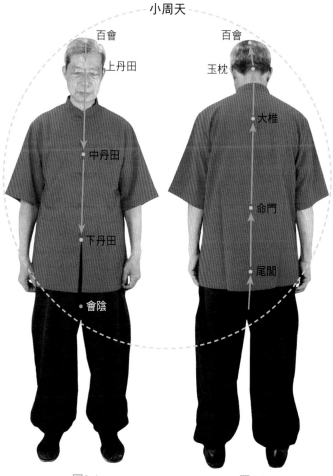

小周天

百會　　　　　　　　　百會
上丹田　　　　　　　　玉枕
　　　　　　　　　　　大椎
中丹田
　　　　　　　　　　　命門
下丹田
　　　　　　　　　　　尾閭
會陰

圖3.4　　　　　　　圖3.5

❿開始時可以用指頭輕輕放在上丹田位置，同時做腹式呼吸。但要把注意力集中在上丹田位置，當上丹田有熱熱麻麻的感覺時，表示已打通上丹穴位，再把手指移到中丹、下丹、會陰、尾閭、命門、大椎、玉枕、百會。

⓫當全部穴位都通了，就不必再試了，只要做小周天呼吸，以觀想法，藉吐納法之練習，將真炁導引到上列九個穴位，沿任、督兩脈之穴軌運行。

⓬做完小周天，整個人放空、放鬆，接著靜坐。靜坐採自然呼吸法，以一念攏萬念，使一念不生，到達虛無忘我境界。

⓭此功法行、立、坐、臥均有效，每天多做無妨，但每次不要做太多個呼吸。

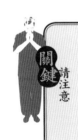

關鍵 請注意

＊練功時要能做到渾然忘我，才能達到氣隨意行的境界。

＊初學者呼吸短暫，可以不需停留動作。

＊吐氣時稍加用力，使下腹再凸出一點，然後以意念將原存於丹田的真炁，推向背脊。

＊初學者氣和力並用，當能融會貫通，只用意不用力（意到氣到）。

動作說明

1.練小周天的步驟：

煉己→調藥→產藥→採藥→封爐→煉藥

(1)**煉己**：調身去雜念，集中注意力，使形神安靜，凝神入氣穴，寄心於息，心息相依。煉己重修養，積德行，重修心，並於日常生活中去體驗與實踐。

(2)**調藥**：一念歸中，凝神入氣穴。所謂調藥之「藥」，即精、氣、神也，以神來調精和氣，精滿化氣，氣滿生精，兩者是一體的兩面，是相輔相成的關係，簡言之，調藥就是如何使精、氣旺盛。

(3)**產藥**：在呼吸靜養過程中，使散失於外的氣重返氣穴，故雖在靜空中，元氣返回體內，但覺丹田氣動，是為產藥。此乃精氣凝神入氣穴的鍛鍊，精氣漸漸旺盛，也稱為產小藥，又名真種子，也就是一般人所謂的活子時、一陽生的現象，最易見者，外腎欲舉是也（外腎指男性生殖器）。

(4)**採藥**：小藥既產，則應即時採之。採藥之訣竅以「火逼金行」，所謂火者，武火也，蓋小周天氣通任、督，而督氣上行，上行如力道不足，不能衝過尾閭關，是故應使用深呼吸法以攻之。此時若有老師在旁協助，衝關就不是難事。

(5)**封爐**：亦稱封固，使心不外馳是也。吸、抵、撮、閉四字訣，實則以火逼金，使氣上行督脈是也。

(6)**煉藥**：任、督周天運轉稱煉藥，封固之後用武火，引導內氣走督脈，通三關（尾閭、夾脊、玉枕），此為吸氣，也就是四字訣的吸，鼻中只吸不吐，意即當內氣上行時，為沖三關，要用武火，武

> 所謂凝神入氣穴，氣穴乃下丹田是也，凝神即意守也，凝神重在意到氣到，但用意不能重，要若存若亡，同時呼吸要注意細、慢、深、長、勻原則。呼吸法之練習即接先天之氣於氣穴之謂也。

封爐四字訣：
A.撮，以提穀道（穀道，肛門也）使氣不外漏。
B.抵，舌頂上顎以迎甘露。
C.吸，鼻只吸不呼，以接先天之氣，亦即火攻之方法，又稱逆向呼吸。
D.閉，閉目上視，視而不見，聽而不聞，久而神水入黃庭，實則身心不動為採藥，諸君不必外求也。

即深呼吸，要用深呼吸方法幫助內氣上升，所以有鼻只吸不吐的說法。說得更明白一點，就是當內氣走督脈時吸氣，並以意念導引之，氣走任脈時吐氣。

2.小周天之運行穴軌：

古人煉丹有十月懷胎、三年溫養、九年面壁之歷程，過程非常艱辛。修練本功法，需要持之以恆，若能有老師在旁指點協助，可以縮短練功時程，提前達到預定目標。

(1)**任脈**：位人體上半身正前方中線，自兩陰（肛門與陰部之中間）之會陰穴起，直上齒唇，而止於承漿，凡24穴，統管六條陰脈（❶手太陰肺經❷手少陰心經❸手厥陰心包經❹足太陰脾經❺足少陰腎經❻足厥陰肝經），是陰脈之海，與女性妊娠有直接關係，凡是婦科有關疾病，從陰部到肚臍一直線的如會陰、曲骨、中極等穴道都非常重要，所以任脈通暢，諸疾自然消除。

(2)**督脈**：位人體背面，從尾椎長強穴起，正中直上頭頂而止於上齒之齦交，凡27穴。統管六條陽脈（❶手陽明大腸經❷手太陽小腸經❸手少陽三焦經❹足陽明胃經❺足太陽膀胱經❻足少陽膽經），是陽脈之海，跨性器、肛門、脊椎、頭及鼻至於齒，人身所有穴道均交會於百會。凡男性生殖疾病，均不離督脈諸穴，它貫穿全身，為諸經之冠。

小周天又稱為子午周天。依宋蕭紫虛在《金丹大成集》上說：「何謂子午，子午乃天地之中，在天為日月，在人為心腎，在時為子午，在卦為坎離，在方位為南北。」故名子午周天。

小周天運行穴軌位置

(1) **上丹田**：位於兩眉之間的印堂附近區域。

(2) **中丹田**：位於兩乳頭連線的中部，膻中穴附近區域。

(3) **下丹田**：位於腹部臍下三寸處，包括臍下區域。是人體生命元氣的主要所在，它涵蓋身體的腎臟、腎上腺、性腺荷爾蒙和內分泌系統，以及大小腸、泌尿系統等主要的吸收、排泄功能部位。

(4) **會陰**：乃任脈起點，位兩陰之間及其附近區。

(5) **尾閭**：位尾椎根部，督脈起點之長強穴區域。

(6) **命門**：脊椎上與肚臍相對的位置，及其附近區域。

(7) **大椎**：頸椎與胸椎連接處（第一胸椎上）。

(8) **玉枕**：後腦中部及其附近區域（約於督脈的腦戶穴附近）。

(9) **百會**：為頭頂部之正中，兩耳尖與前額上對中心交叉點。

3. 小周天呼吸法在氣功修練上，是屬於「練功」，也是輔助功法之一，而靜坐屬於「養功」，也稱為靜功，要達到小周天的境界，必須以養為主，練為輔，兩者相互為用，不可偏廢。

4. 練習小周天除了吐納法之外，要配合靜坐才能圓滿達成，進而使一個人培養出較能深入觀察與開悟的能力。

5. 承漿為任脈終點，而督脈終點在齦交，配合吸氣舌頂上顎和吐氣舌頂下顎的動作，有承上啟下，接通任、督二脈的作用。

6. 人體任督兩脈通暢無阻時，經由短暫的呼吸即可消除疲勞，尤其是對胸部鬱悶、心肺功能不佳者，深而長的呼吸，都有很好的調理功效。

7. 小周天呼吸法，用臥式也很好，臥式通常在床上進行，採側臥、彎身方式，於睡前、睡中、早起之前均可練習，這種呼吸法有利全身肌肉放鬆，在呼吸過程中，可感覺到內臟、皮膚毛細孔都在呼吸，非常舒

服。這種感覺要用「心」去品味。

8. 小周天呼吸法與腹式呼吸法類似，經由肺部吸入清新空氣，再經氣功鍛鍊調息練習，透過意念的控制，加強了人體產生真炁能力，經過不斷練習使得真炁更加充沛，所以我們長期練習此功法，對提高內臟功能、調整自主神經功能、改善交感神經和副交感神經功能都有幫助。

9. 小周天呼吸法，不單是肺部氣體的交換功能，同時更能使腹腔的臟器受到由上而來的壓迫。而使血液被壓出又輸回心臟，無形中又增加了腹腔諸臟的健康。

10. 當心臟靜脈的血液經由呼吸方法的適當運動，而強有力的送到肺臟，可以使肺臟靜脈血液中所含的二氧化碳迅速排出體外，有助人體細胞的活化。

好處多多

1. 長期練習小周天呼吸法，不僅可以增強心臟內營養血管的血液，更能促使全身血液流暢，使所有臟器功能發揮最大效益。

2. 心肌梗塞，在現今社會中發生頻率好像越來越高，造成心肌梗塞的原因，不外是血液中各種脂肪量的增加，致使血液流通不那麼順暢，改善之道，當然小周天呼吸法有其不可忽視的功效。

3. 內、外在因素造成的不景氣，失業人口大增，社會問題層出不窮，這都與精神壓力有關，紓解之道，小周天呼吸法及靜坐互為配合，有立竿見影的效果。

4. 由於各項壓力增多，連帶的也使得精神常處於緊繃狀態，致使血壓上升，腦中風死亡率也居高不下，如果讀者諸君能在困苦中，靜下心來，練練呼吸法及靜坐，相信腦中風問題就不會發生。

5. 人們長時間處於精神緊張的生活環境中，

自律神經系統異常，就容易產生胃潰瘍疾病，而呼吸法的練習和靜坐都有減輕精神壓力的功能，當精神壓力減少，胃腸疾病自然不再發生。

6. 小周天呼吸法可以調整自律神經系統的平衡，使胃液分泌正常，對十二指腸潰瘍亦有助益，不僅如此，小周天呼吸法還有鬆弛精神緊張、調整精神壓力功能。

7. 小周天呼吸法，經過長時間的練習，能使肉體不疲累，眼睛不生病，再加上靜坐的配合，能使人達到更深層的禪定功夫，可以增加智慧、開悟、斷迷，使人生更加快樂而多采多姿。

8. 人在母體時是以肚臍來呼吸，出生後就改從肺部呼吸。從小到大，由年輕到老邁，肺臟功能會慢慢減弱，疾病也隨之增加，使身體健康每況愈下，這些都與呼吸有關。所以，肺臟是職司氣體的交換工作，具關鍵地位，而正確的呼吸法，可以促進血液循環，使身體各細胞的氣體交換完全而充分，提供細胞活化能力，幫助吾人得到健康。

> 記得數年前，家人得流行性感冒，妻子不信邪，睡時故意用口對著我吹氣，看看我會不會被傳染到，第二天我還是依然如故，不感冒就是不感冒，這也再次說明「物必先腐而後蟲生」的道理，希望讀者諸君不要小看小小的呼吸法。

四 大周天呼吸法

人 體經絡猶如溝渠湖澤，如果用身體涵蓋面來做區分，小周天呼吸法是屬於上半身的修練功法，而大周天呼吸法則是屬於全身的修練功法。在修練小周天呼吸法時，若能將身體上半部的關竅（亦即會陰、尾閭、命門、大椎、玉枕、百會、上丹田、中丹田、下丹田）都一一打通，就表示已經練就了小周天，也就是說已經打通任、督二脈！一旦具備小周天的基礎，便可以開始修練大周天呼吸法。當然，如果連腹式、小周天呼吸法都還沒練成，就不要急於修練大周天，以免走偏。否則，腹腔諸臟器受傷可就不好玩。

我們修練大周大呼吸法的目的，就是要把真炁由湧泉吸入，轉到督脈的長強，直上背脊，上百會，而後下齦交，接承漿，與任脈會合，使真炁循此穴軌，如行雲流水般自在運行，以打通所謂的奇經八脈，提供身體充分的能量，進而練成百病不侵之境界。

關於大周天呼吸法的穴軌走向，詳如下頁之圖所示。

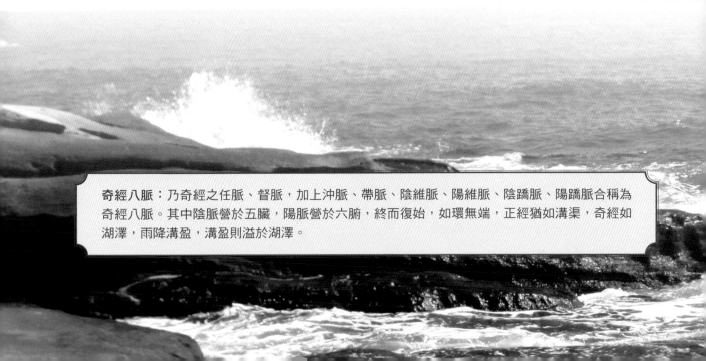

奇經八脈：乃奇經之任脈、督脈，加上沖脈、帶脈、陰維脈、陽維脈、陰蹻脈、陽蹻脈合稱為奇經八脈。其中陰脈營於五臟，陽脈營於六腑，終而復始，如環無端，正經猶如溝渠，奇經如湖澤，雨降溝盈，溝盈則溢於湖澤。

大周天呼吸法的穴軌走向

(1)湧泉穴→腳後跟循膀胱經直上，經委中→會陽→左
　　右會於長強→上大椎→分向左右肩井→循手臂背面
　　，直下至手中指→轉手心→經勞宮→循心包→直上
　　至肩井→再會於大椎→啞門→風府→腦戶→百會→
　　前頂→上丹→齦交→會於任脈之承漿。

先吸，氣由湧泉
穴進，直上背脊
上百會下承漿。

後吐，氣循承
漿直下，推向
湧泉。

(2)上丹田→中丹田→下丹田（氣海）分向→左右
　　腹股溝→走胃經髀關→下膝蓋→經脛骨→下腳
　　背之中指→轉腳底湧泉穴。

功能提要

大周天呼吸法，是在練氣化神，練神還虛，通奇經八脈。故重修己，貴實踐。所謂精、氣、神；精者，練元精也；氣者，練元氣也；神者，練元神也。非所謂淫慾之精、口鼻之氣、心思之神。

功法步驟

❶兩腳與肩同寬，微屈雙膝站立，以膝蓋不超腳尖為原則，著力在腳掌前1/3。（圖4.1）

❷全身放鬆，兩眼垂瞼，屏除一切雜念。

❸雙手手掌相握，左手在裡，右手在外，右手大拇指抵住左手勞宮穴位置；左手大拇指壓住右手合谷穴。將相握手掌貼在臍下三寸下丹田處。（圖4.2）

❹吸氣用鼻，舌頂上顎。想像氣從地表由湧泉穴吸入，直上背脊，走督脈。

❺吸氣時，狀如腹式呼吸法，下腹微微凸起。（圖4.3）

❻氣吸八分飽就好，不宜吸太飽，並稍做停留，不可用力，也不是憋氣，並想像吸入之氣體經過提煉，已轉換為真炁，在停留的過程中，就會推向身體的四面八方，通向所有經絡。

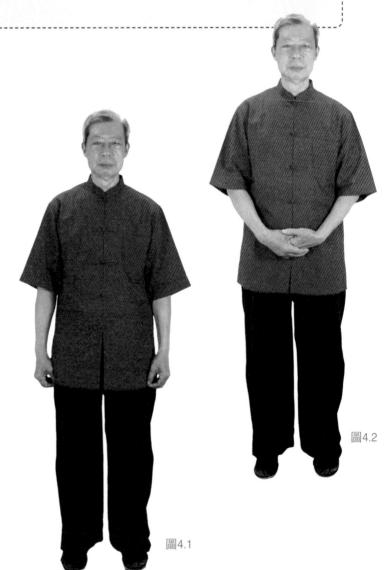

圖4.2

圖4.1

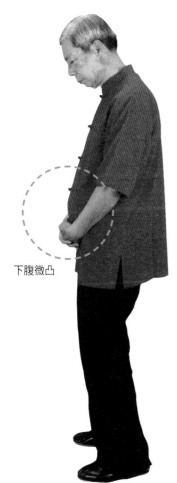

下腹微凸

圖4.3

動作說明

1. 吸氣時，要想像自己是一個小宇宙，天地是大宇宙，而我們是在吸取宇宙之能量，要與宇宙融為一體。宇宙的能量無窮，當我們練到天人合一境界時，宇宙的能量就可以取之不盡，用之不竭。

2. 吸氣時，以意念帶動真炁循穴軌走，是為無形的氣，而非有形的空氣，只要練會腹式呼吸法，就知道要怎樣做。

> 要怎樣分辨空氣和真炁？說來也確實不易，但只要以意識導引它就可以。也就是說，只要想像現在正在做大周天呼吸法，要將宇宙的能量吸入，體內的污濁之氣排出，而把真炁引導到身體的四面八方就可以。開始時不會有任何感覺，但練久了，慢慢的就會有感覺，就會證明我所言不虛。

❼吐氣用口（用鼻更好），舌頂下顎，並想像將真炁順著任脈下行，經湧泉折回，循督脈上行，一呼一吸、一上一下為一周天。

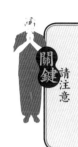

3. 所有呼吸法均應注意細、慢、深、長、勻原則，開始時不宜做太多（每次做6個呼吸），但必在心情平穩時練，練完能靜坐更好。

4. 呼吸看來簡單，做起來很難，有時還會引起岔氣情事，請務必用心去體會，放慢腳步，千萬不能急。

5. 大周天呼吸法，在氣功的修練屬於輔助功法之一，它對氣功修練非常重要，但應配合靜坐才始有成。

6. 在氣功的修練，是以養為主，練為輔，譬如：穴道健身功法30招、提肛呼吸法、腹式呼吸法、小周天呼吸法、大周天呼吸法和氣壯山河養生功，這些都屬「練」的範疇。靜坐才是氣功的最高功法，讀者要想練就一身好功夫，兩者要兼顧，動、靜都要練才能有成。

7. 修練大周天呼吸法的初期，比較難以看到成果，意即較難有感覺，所以，要有恆心與毅力，方始有成。這就好比花木的成長過程，如果盯著花看，看不出它的長大，但如果不注意，經過幾天就會發現它長了許多。

8. 大、小周天之練習，開始時要用意念與導引方法，要經過一定的穴軌運行，到最後一通百通，整個身體連毛細孔都能呼吸。到那個時候，什麼意念、觀想、導引都不必了，意到哪兒，氣就到哪兒，而且無遠弗屆。

9. 上、中、下丹田，在氣功修練上具關鍵地

位，因部位不同，功能也有所差別。清代劉一明在《修真辨難》中云：「下丹者煉精化氣，中丹者練氣化神，上丹者練神還虛。」也就是說，上丹為腦，主神；中丹在心，主氣；下丹在氣海，主精（指精炁，非精液）。

10.大周天以內照下手，即閉目內視，其始也，先瞑目調息片刻，以意凝神於腦，以目光微向巔頂看，覺有微光，再用意引光於泥丸。

11.修大周天沒有恆心難以達成，其口訣：湧泉起運大周天，提肛升氣三關間，百會懸頂降陰穴，兩道分別到舌尖，自胸至腹入單竅，直追陰蹺下湧泉。

強而有力的呼吸法表現的方式，是緩慢的，而不是急促的，讀者千萬不可會錯意，須知「滴水可以穿石」的道理就是最好的註解。

好處多多

1. 大周天呼吸法，配合靜坐屬氣功的修練範疇，可產生不同的氣，幫助維護身體的健康，例如：

   (1)**衛氣**：（表）外循膚肌，溫養一切臟器組織，有保衛肌表、抗拒外邪作用。

   (2)**營氣**：（裡）行水穀之氣於脈中之精氣，營於五臟六肺。其散佈於外者，能潤澤筋骨皮毛。

   (3)**宗氣**：（上焦）營衛之氣和吸入的空氣相結合，而積於胸中之氣；其功能有二：❶走息道，司呼吸，凡語聲與呼吸均與宗氣有關。❷貫通心脈以行氣血，與肢體動能相關。

   (4)**真炁**：（元氣）先天之精氣生化，發源於腎，藏於丹田，藉三焦之道，通達全身。推動臟腑一切器官組織活動，為人身生化動力之泉源。

2. 人體的內臟，尤其是肝、脾，平時未能運

動，經由呼吸法的反覆練習，可產生按摩作用，所以呼吸法可強化腎臟功能，也能防範婦科疾病、泌尿系統疾病。

3. 在呼吸法練習過程中，心情趨於穩定，對胃疾病、胃下垂亦都有助益。

4. 人體肺臟的二氧化碳能大量排出，新鮮的空氣進人肺部，不僅可以促進肺部的收縮功能，使氣體交換更為活絡，相對的，也提高了肺臟的維護能力，所以肺臟功能欠佳者，尤宜勤加練習。

5. 在一呼一吸中，除改善肺功能外，對腹直肌、斜腹肌、呼吸肌內外、腰背肌群會形成一連串的收縮，產生強而有力的腹腔內壓，可以紓解緊張和消除疲勞，同時對五十肩亦有預防作用。

6. 在練習過程中，胸腔和腹腔內的各種臟器會受到擠壓，此動作就如同海綿一樣，把諸臟器的血液擠壓回流到心臟，所以心臟病患者宜勤加練習。

7. 心肌梗塞發生頻率有越來越高的趨勢，而

智者治病於未病之時，大周天呼吸法練久了自然百病不生，智與愚亦在一念之間。透過練習穴道健身功法，再加上局部的按摩（詳見穴道健身功法30招），只要有信心、有恆心好好練，癌症發生的機率應該很低。

造成此一疾病的原因。除了生活緊張、精神壓力大外，人體血液中所含各種脂肪量的增加，也導致血液流通不那麼順暢，深而長的呼吸法，有助於血液的順暢。

8. 寒冷的冬天，當我們躺下時，覺得手腳仍有些許寒意，不妨用大周天呼吸法來溫暖自身，相信不超過三個呼吸，即感覺到一股暖流佈滿全身，這樣就能舒適入眠。

9. 在一呼一吐不斷的練習過程中，無形中也增加了造血的能力，當人體造血的功能增加，腰酸背痛、骨質疏鬆、更年期的問題也獲得改善。

10. 大、小周天和腹式呼吸法類似，經由肺部吸入之新鮮空氣，再經由氣功調息運轉，透過意念的導引，加強了人體產生真炁能力，使得真炁更加充沛，所以勤練本功法，對提高內臟功能、調整自主神經功能、改善交感和副交感神經功能都有幫助。

關於大周天

1. 修練大周天目的在採藥，用以練精化氣，練氣化神，練神還虛。

2. 練習大周天，須先練就小周天，打通任、督二脈，並配合靜坐養功，使真炁在丹田中溫養。日久真炁會凝聚為小珠，能發出光芒，此即為大藥（意即精、氣、神的合稱）。初採之大藥，亦稱為「真種子」。

3. 得藥之景象
   (1)六根先自震動（眼、耳、鼻、舌、身、意是為六根）
   (2)丹田火熾
   (3)眼吐金光
   (4)耳後生風
   (5)腦後鷲鳴（鷲同「鵰」）

4. 修練大周天須注意要六根不漏，意即：
   (1)眼為視根：兩目含光，勿令外視，是為眼根不漏。
   (2)耳為聽根：凝兩耳之韻，勿令外聽，是為耳根不漏。
   (3)鼻為嗅根：中封鼻竅，以使鼻根不漏。
   (4)舌為味根：齒唇相合，舌頂上顎，以接甘露，是為舌根不漏。
   (5)身為觸根：提肛以抵穀道（即肛門），使身根不漏。
   (6)意為念根：一念不生，一塵不染，是為意根不漏。

5. 練功之要：
   (1)飢餓不練功。
   (2)飽食後30分不練功。
   (3)心靜、調息、心息相依定心。

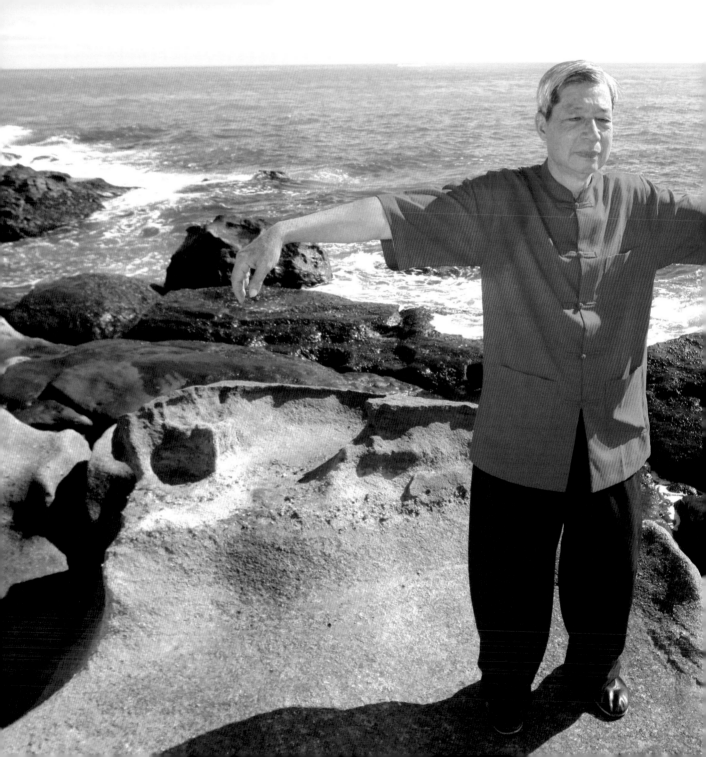

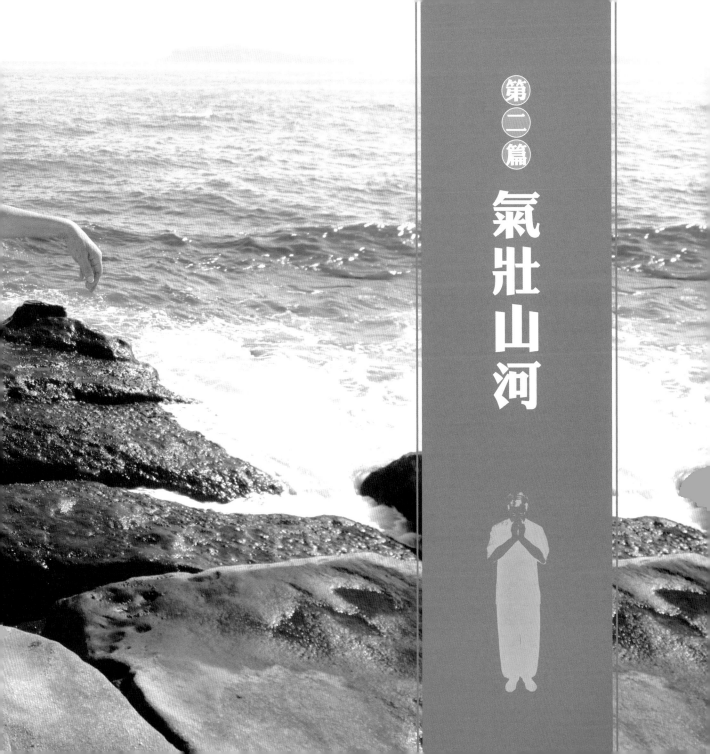

第二篇　氣壯山河

收納宇宙能量的健康法門

打通任、督二脈，自古即為修習氣功者夢寐以求的事，也是一般人認為最難的事。不過，以筆者親身經驗，認為其實不難，關鍵只在於有沒有找到一位好老師而已。當然，我所說的好老師，不一定是名師，而且名師也未必都是好老師。那麼要怎樣才能找到一位好老師呢？我想，這就要靠讀者諸君的智慧了！此外，找到好老師，自己還是要有恆心與毅力，虛心求教，精進的勤練苦修，方始有成。

曾有一位拜師學藝者去請教師父，問他要如何才能學得一身好功夫？這位師父回答「緣、圓、遠」三個字之後，就閉目不語，留給學藝者一臉茫然和不解。關於故事中師父所說的「緣、圓、遠」三個字。我個人的解讀是：

❶學生和想拜師學藝的老師有沒有緣？跟想要學的這一套功法有沒有緣？有沒有這份「福」氣學這套功法，老師有沒有這份「福」氣收到一個好學生。

❷學生是否有柔軟的身段？做人做事是否都能圓融？而老師是否很親切？不會高高在上。

❸學生是否有恆心與毅力，不求近功？有一顆感恩的心，不見異思遷，始終如一？

如果這三者都具備了，應該不難學會一套好功夫。

氣血足百病除

根據科學研究顯示，人的大腦皮質層放電消耗太多時，會損害腎的內分泌機能（腎上腺素荷爾蒙），而使胸腺萎縮，造成免疫功能下降或混亂，出現精神倦怠、容易感冒、氣虛乏力、各種過敏反應、紅斑性狼瘡等自體免疫功能不全症候群、痛風、關節炎，甚或腫瘤、癌症等問題。因此，現代醫學強調健康之道，除了飲食起居之外，必須配合適當的運動，才能夠促進身體的代謝功能，使心臟血管更有彈性，而強化心臟血管機能。同時，適量的運動，也可以促進體內產生腦內啡、腎上腺素、血清素、多巴胺等腦神經傳導物質，增加腦的氧氣流量，而使壓力得到紓解。尤其是身、心並行的運動，不僅能夠鍛鍊身體，也可以增強腦神經細胞間的連線，促進腦部活力，具有調整情緒的作用。然而，在傳統中醫的療法中，「經絡循行」是一個相當重要的概念。《靈樞・本藏篇》記載：「經脈者，所以行血氣，而營陰陽，濡筋骨、利關節者也。」《素問》一書也有記載：「氣血不通百病生，氣血足百病除。」也就是說由許多穴道所組成的經絡，是氣血循環的通道，一旦通道被阻塞，其功能自然不彰，久而久之病痛就會發作。所以，經絡學可說是中醫的基礎理論，也是中醫用來分析生理和病理、診斷與治療疾病的重要依據。

氣功養生法，在殷周之時，就已逐漸發展起來。早在戰國時代《行氣玉珮銘》有記載：「實則虛，虛則伸，伸則下，下則萌。」就明白指出練氣功的方式及步驟。在中國道家揭示的練氣修行四個步驟：「練精化氣、

練氣化神、練神還虛、還虛入道」中，我們也可以很清楚地瞭解到練功的觀念：循序漸進、按部就班、築基而上的重要性。換言之，練功必須先透過有形的動作導引，以使內分泌平衡，把身體鍛鍊好，然後再藉由心神調養，讓身心合一，進而入道，最後臻於「天人合一」的境界。氣壯山河養生功這套功法就是以「天人合一」做為修練的最高目標與境界，它是一套兼顧身、心、靈三大部分的養生氣功。全套功法是由提肛呼吸法、腹式呼吸法、小周天呼吸法、大周天呼吸法、氣壯山河等五大功法所組成，其中提肛、腹式和大、小周天呼吸法都是氣壯山河的基礎工程之一。在熟練前述的呼吸法以後，相信身體的毛細孔自然也都能夠呼吸。接著再修練氣壯山河，當真炁遍及全身經絡，氣感就會更為充沛，猶如滔滔江河！

氣壯山河養生功是一種力求輕鬆柔和、意靜心專、呼吸和運動相配合的整體運動。動作講求圓柔曲折（如天人合一、移山倒海）

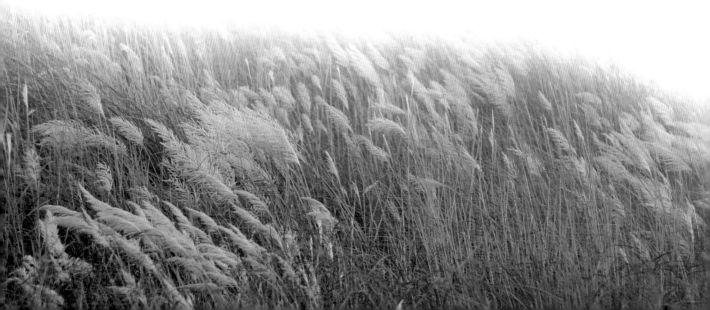

，上下連貫，使全身關節韌帶或大或小、或明或暗的均勻運動，尤其對五臟六腑更為直接（表面雖然看不到，但可以感受得到）。練完整套功法後，不但沒有疲勞感覺，更能消除原有的疲勞，所以，它也算是一種休息性運動。氣壯山河功法注重鬆、軟、慢原則，用意不用力，上下相隨，內外相合，相連不斷，動中求靜，動靜合一，能如是，斯近道矣。

動功養身，靜功養氣

有一句俗話說：「練拳不練功，終久會落空。」這裡所指的拳，應該是指顯於外的動態拳法，功則是屬靜態的吐納和靜坐。所以在氣功的修為上，靜功佔的比例較重，但兩者各有所長。一般拳術大多偏重武功，其目的是在追求超群之搏擊技術，期待有朝一日能一戰成名。然而氣功門派眾多，要能夠學得真功夫，所花費的金錢和時間卻不是一般人所能夠負擔的，有鑑於此，筆者在公職退休後，即致力於「穴道健身功法30招」，和「氣壯山河養生功」之推廣，將經驗分享給社會大眾。平時，我常告誡我的學生，學習這套功法的目的是用來強身和治病，不是搏擊。我希望所有學了這套功法，而使身體得到改善的人，能夠發揮慈悲心，去幫助別人，不以金錢為導向，錢是身外物，夠用、能溫飽就好，因為我深信善念與氣功的連結，不只是做功德而已，其他無形的收穫將會更多。

眾所周知，癌細胞的形成，各有其內外在因素，現代醫學更指出「自由基」是人體健康的重要殺手。以一般上班族為例，在工作時，腦部就經常會受到許多壓力的傷害，如果平日沒有養成運動的習慣，又不注意補充維生素C與E、葉酸等腦的保護劑，身體和

心理很容易就會出狀況。其實，人體在正常狀態下本身便具有修補、運轉、代償的「再生」作用。所以，不論傳統中醫或是現代醫學，對於任何一種疾病的治療，最終目的，不外乎是要設法提升病體本身的自癒能力（也有學者稱為生物能或秦值），好讓體內細胞恢復到最佳的狀態。自古以來，各家養生功法的立論基礎，也都是以培養人的生命能量為出發點。所謂生命能量，若以道家、佛家的術語來說就是「元氣」，尤其是下丹田（下元氣）。他們相信練功者可以藉由下丹田的鍛鍊而激發人體的生命能量，而使身體的再造功能趨於正常運作。這也就是中國人一直強調修練氣功，可以達到健身和養生目的的主要原因。

氣壯山河養生功法，也是氣功修練的輔助功法之一，是氣功的累積與增強，對於身體細胞活化功能更勝於其他呼吸法。而且本功法的運動量適中，每日勤練1~2次，即可達到卻病強身、補氣與養氣之功效，非常適合具有呼吸法基礎者學習。依筆者個人的親身體驗，建議初學者從動功的《孫靜夫教你不生病──穴道健身功法30招》開始練習，先把身體健康調養好。之後再配合「氣壯山河養生功」的氣功來養氣，兩者相互為用，以修練心神，並且與日常生活結合實踐，勤修悟道而後身心合一，最後朝「天人合一」的至善境界努力，更上一層樓。

在整套功法的運轉中，全程都要把握一個「鬆」字原則，如此就能消除精神和肉體的緊張，平衡體內化學元素，促使內分泌趨於正常。當一個人身心和諧時，心理上自然就能感受到一種愉悅的反應，產生寧靜、歡愉、喜悅、樂觀、和平、自然、安祥、從容、沉著、穩定、堅忍、平易、謙虛、恬靜、幽默等等的愉快情緒。因此，人只要經常保持

這些愉快的情緒，相信面對任何的緊張，也都能夠適切而合理的調整應對，發揮臨危不亂的自信。尤其是生活在現代社會，沒有人能夠脫離現實獨居，而戰爭問題、傳染病問題、失業問題，在在都使人難以承受。所以，筆者認為愈是在困苦的環境，愈要能夠靜下心來，好好的練習呼吸法和靜坐，讓體內的能量充足，血液循環順暢，使正常細胞活力旺盛，如此，自然就能夠降低癌症與其他慢性疾病的罹患機率。同時，練習呼吸法和靜坐也可以鍛鍊心靈，增進智慧，使自己開悟，明白「危機就是轉機，轉機才有新機」的道理，去度過人生的重重困境。信不信？成不成？就要看有沒有決心和毅力了。

　　本功法全套共分為：天人合一、移山倒海、火輪雙飛、左（右）轉乾坤、雙丹煉金、雙龍映輝、有容乃大、龍游大海、氣壯山河等九式。

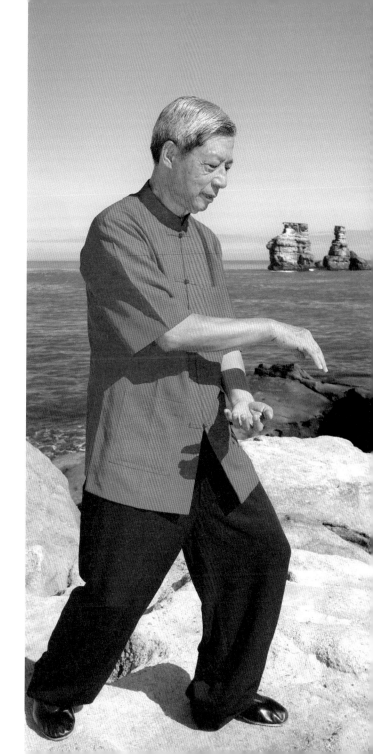

第一式 天人合一

功法步驟一：一心誠敬

❶雙腳立正站立，面向太陽（
陰天亦面向太陽方向），並
想像太陽正照著我。晚上亦
可以面向月亮。（圖5.1）

❷在室內練習，可以用一個紅
色燈籠，畫上太陽，內裝大
燈泡，以為代替。若沒有燈
籠，用燈泡或檯燈也可以，
想像太陽的光與能正照著我
（道具是給初學者使用的，
修行的人，重在意念，不必
太拘於形式）。

❸想像自己已與宇宙融為一體
，正置身宇宙大烘爐中，能
量取之不盡用之不竭。

❹吸氣舌頂上顎，兩眼微閉，
注視太陽。

❺開始時，雙手合十，大拇指
與食指相扣，手掌大拇指底
部置於鼻尖處，狀如拜拜。
（圖5.2）

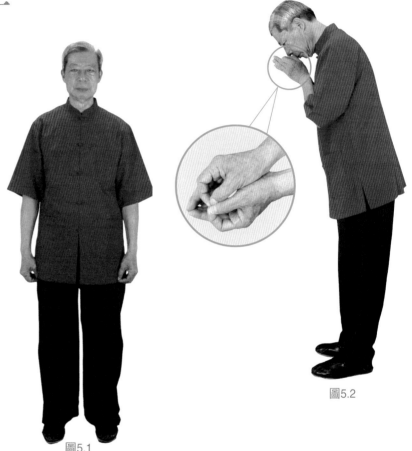

圖5.1

圖5.2

功能提要

本功法能疏通人體經絡氣血，調理肺臟機能，對神經系統、心血管系統、呼吸系統、免疫系統、消化系統、內分泌系統皆有優異的自我調節功能，使體內各系統維持平衡狀態，以達到保健之目的。

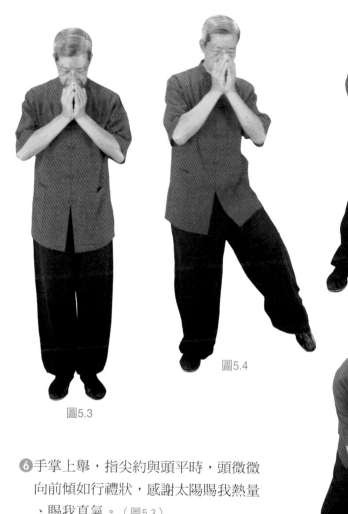

圖5.3

圖5.4

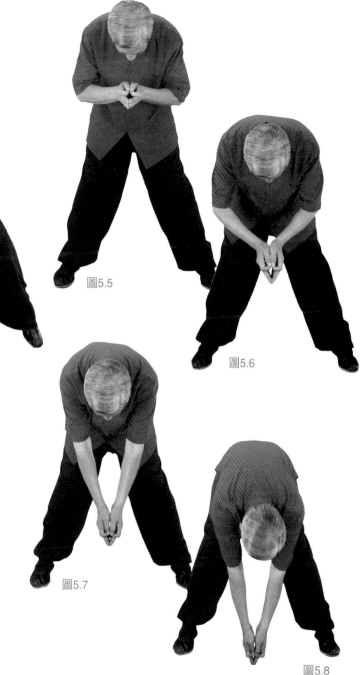

圖5.5

圖5.6

圖5.7

圖5.8

⑥ 手掌上舉，指尖約與頭平時，頭微微
向前傾如行禮狀，感謝太陽賜我熱量
、賜我真氣。（圖5.3）

⑦ 行禮完畢，左腳拉開一大步，站立，
手勢不變，身體向前慢慢下彎，並配
合吐氣，吐氣時舌頂下顎。（圖5.4）

⑧ 身體下彎，約指尖快到觸地為度。接
著做「劍氣穿大地」。（圖5.5~8）

功法步驟二：劍氣穿大地

❶雙掌合十，大拇指與食指相扣，整個手臂與手掌狀如一把利劍（無形的），此時配合身體下彎之動作，以腰帶動手，用力將劍尖穿透大地。

❷雙手緩慢伸直，至指尖微觸大地，雙手再盡量伸直，使雙手臂充滿力道（手臂至手掌有麻電感覺），以上半身帶動雙手，有如刀劍般穿透大地，並配合哈氣動作共3次。

（圖5.9~13）

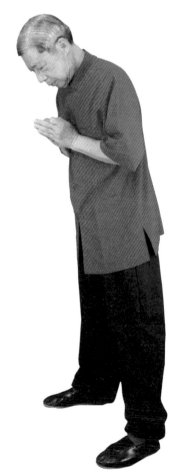

圖5.9

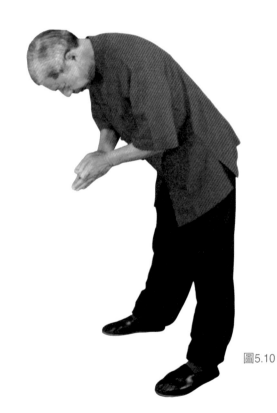

圖5.10

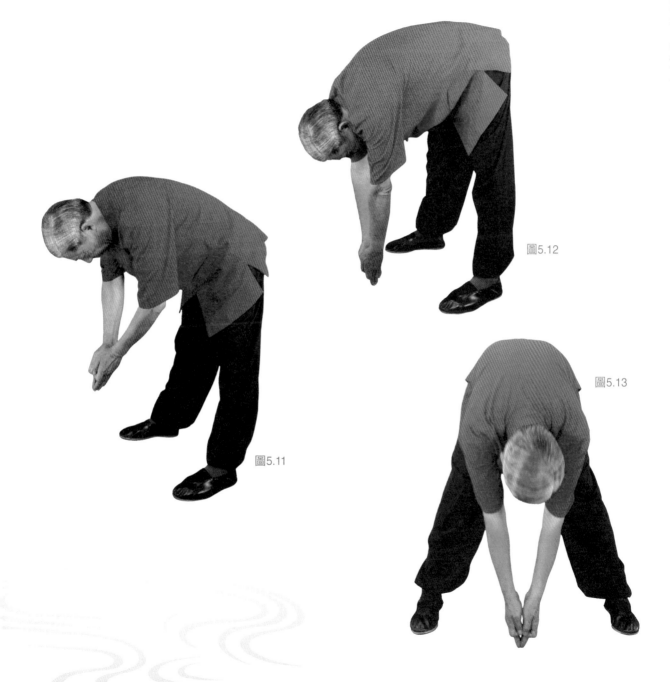

圖5.11

圖5.12

圖5.13

功法步驟三：氣吞日月

❶ 劍氣穿大地後，雙手分開，身體慢慢上伸，手亦隨之向太陽方向
上舉，吸氣。並冥想宇宙的熱量、光和真炁全被自己吸入體內，
身體表面、毛細孔也同時間向天地吸取靈氣，尤以雙臂為甚。
（圖5.14-17）

❷ 想像伸出的手，無限長，長到可以抱著太陽，這時的太陽是個溫
暖的球體，也可以想像自己所抱的是一個太極，可以千變萬化，
隨我所用。（圖5.18）

❸ 當雙手向前伸、向上舉、超過頭頂時，想像我已抱住太陽，抱住
火球，抱住太極，此時將雙手之大拇指、食指相扣，雙手
合十。（圖5.19-20）

❹ 當身體伸直、雙手上舉時，雙眼微開，注視太陽，但
要注意眼睛不要受到傷害。

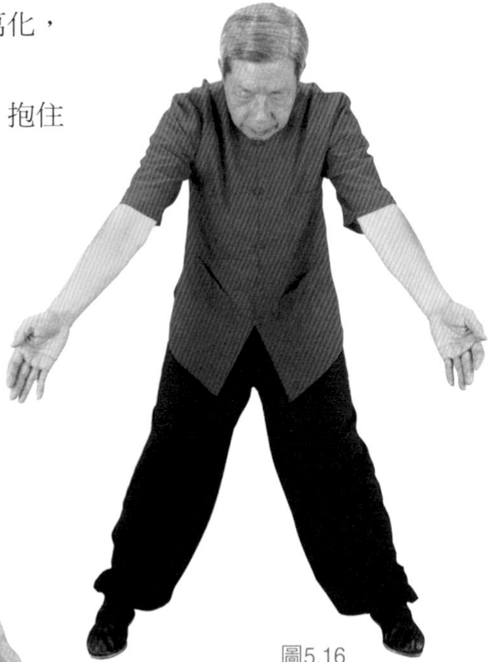

圖5.16

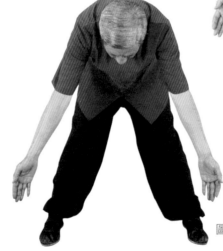

圖5.15

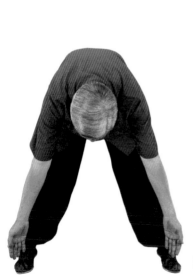

圖5.14

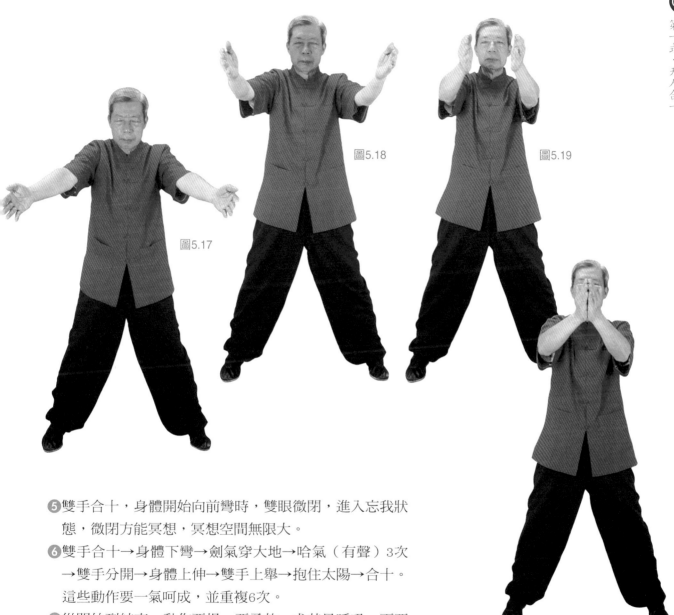

圖5.17

圖5.18

圖5.19

圖5.20

⑤雙手合十，身體開始向前彎時，雙眼微閉，進入忘我狀態，微閉方能冥想，冥想空間無限大。

⑥雙手合十→身體下彎→劍氣穿大地→哈氣（有聲）3次→雙手分開→身體上伸→雙手上舉→抱住太陽→合十。這些動作要一氣呵成，並重複6次。

⑦從開始到結束，動作要慢，要柔軟，尤其是呼吸，更要注意細、慢，深、長、勻之原則。

好處多多

1. 功法中雙手合十，立正站立，乃表示尊敬與感恩的意思。須知太陽光與能量是無窮大，宇宙能量更是取之不盡，用之不竭，吾人修練功法之目的，就是要吸收宇宙能量，心存感恩自屬應該。

2. 氣功修練，本來就著重在修心，亦即一般所謂的「靈修」，修心更宜於日常生活中力行，這樣才能切合實際。

3. 練功之人，要時時心存感念；感恩父母、感恩家人、感恩師長、感恩朋友、同事，感恩周遭的事事物物，若沒有這一切，哪會有現在的我。如果我們能夠經常心存此念，不論是修練功法或為人處事，都會有意想不到的和順。

4. 彎腰配合吐氣，能壓擠體內剩餘濁氣，將體內的濁氣、病氣、二氧化碳排出體外。

5. 透過劍氣穿大地之意念導引，可以將吸入的空氣，經過運轉變成真炁（能量），積存於氣海，再將濁氣藉哈哈聲排出體外。

6. 身體前傾下彎時，腰背受到拉壓，會使胃腸被擠壓，有強腰、固腎之效，對於造血、造精、造髓功能、腎和腸的健康、便秘等亦有幫助。

7. 雙手張開，身體慢慢回正，雙手隨之上伸，向太陽之方向合抱，此時配合吸氣，並想像雙手抱住太陽，往肚子裡吞，此式稱

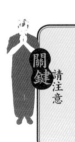

關鍵　請注意

＊大太陽時，眼睛不可睜得太大，以免傷害到眼睛。

＊哈氣用力有聲，可以促進氣管健康，但在室內會干擾鄰居安寧，請改為無聲。

＊冥想只限於練功時使用，如果整天都在冥想，那就有問題了。

之為「氣吞日月」。也就是吸氣時，經由氣管直通肺部，再到達下丹田。通常，用這種方式吸入的氧氣量會比一般採自然呼吸法者多十倍以上，它可以提供身體足夠的細胞活化及再生的能量。所以，身體受到外界病毒感染的機會也將大大減少。

8. 彎腰吐氣，伸腰吸氣，在一上一下的呼吸練習過程中，會使肺部、胸腔、腹腔這些器官受到擠壓，因為吸入氧氣增加，可促進血液循環順暢。

9. 強腰所以強腎，我們都知道腰、腎是相連的。腰酸乃因腎弱所致，腎強則罹患糖尿病也相對減少。

10. 當人體血液循環旺盛後，細胞活化的能力自然就會加強，對於疾病的免疫力也隨之增強。腰酸背痛也可以消除於無形。

曾經有學生騎車被撞，左手骨折，我鼓勵她凡事要從好的地方去想，今天還好沒有變成殘廢，甚至死掉，而且可以從住院療傷的過程中，學習放鬆自我，怎樣利用大周天呼吸法打通經絡、消炎止痛，說不定平時沒體會到、沒練成的功夫，能在困境中達成，這也是一得。所謂「塞翁失馬，焉知非福」就是這個道理。後來這個學生非常高興，特地到我上課的地方看我，並說：「真慶幸，我學了這門功夫！」

第二式 移山倒海

功能提要

藉腰部之左、右、上、下移動，配合呼吸吐納，可以調整腰腎功能，通帶脈，導心肺，調整內分泌系統，強化腰膝筋力，使頭腦清醒，減輕心臟和頭部壓力，避免病變發生。

功法步驟一：右式

① 雙腳左弓右劍，身體向左下方傾斜。

② 手心相對，左手在下，右手在上，手指微彎，兩手心相距約30公分，從左腳盤處開始。（圖6.1）

③ 雙手隨身體，往5時、3時方向慢慢上升，身體轉到正面時，雙手的位置轉到額頭正前方。（圖6.2~4）

④ 接著身體和手從12時處，向9時方向轉，轉到6時處。

（圖6.5~11）

圖6.4

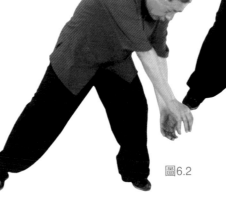

圖6.3

圖6.2

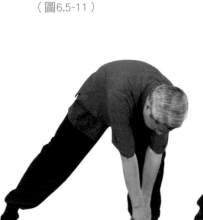

圖6.1

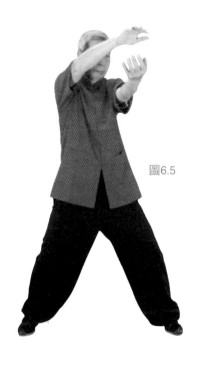

圖6.5

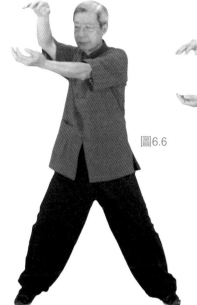

圖6.6

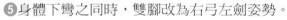

圖6.7

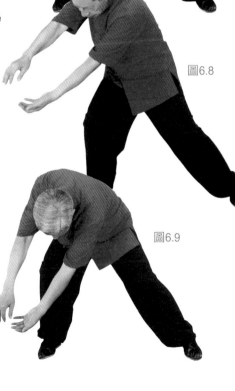

圖6.8

⑤身體下彎之同時，雙腳改為右弓左劍姿勢。

⑥身體上伸時，配合吸氣，身體下彎時吐氣，上下動作要慢。

⑦轉動時，以身體帶動雙手，從左到右，由上而下，畫一個圓圈為一次，同一方向共做6次。

圖6.9

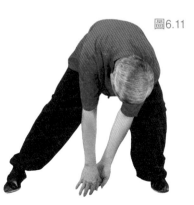

圖6.11

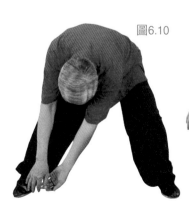

圖6.10

功法步驟二：左式

❶接右式。

❷當雙手回到左腳位置時，上下
　對調，左手在上、右手在下，
　由下往上，反方向從右腳5時
　處上轉，經9時，到12時處，
　再往下轉，其餘與右式同，亦
　做6次。（圖6.12~23）

❸整個動作過程中，要能放鬆自
　我，做到渾然忘我。

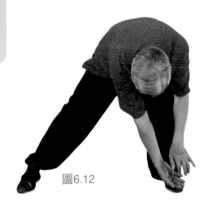

圖6.12

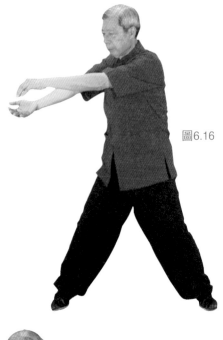

圖6.16

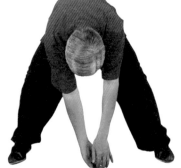

圖6.13

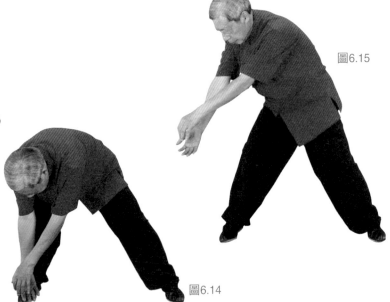

圖6.15

圖6.14

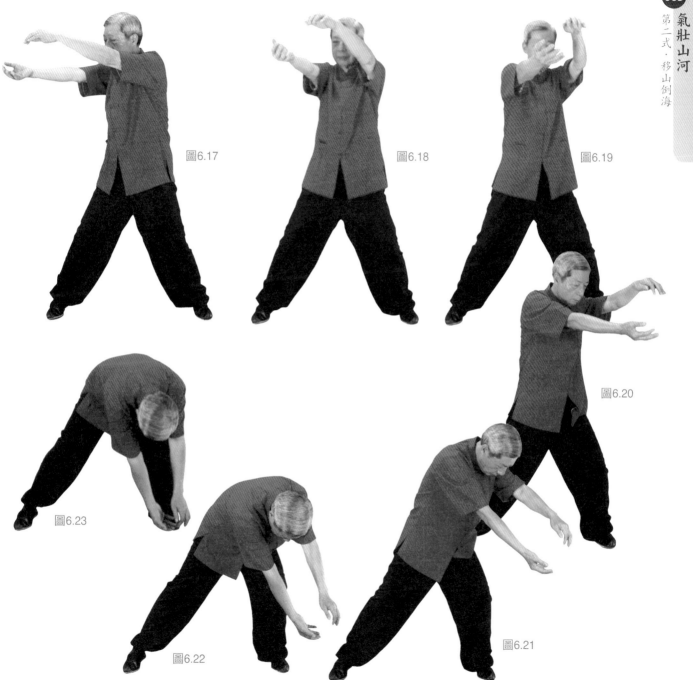

圖6.17

圖6.18

圖6.19

圖6.20

圖6.21

圖6.22

圖6.23

好處多多

1. 本功法牽動到身體的伸屈、上下、側彎、左弓右劍、右劍左弓等連串動作，使胸、腹、腰、腿都達到運動功能，是全方位的運動。

2. 在功法運轉過程中，整個人放空，達到渾然忘我境界，此時心靈能得到虛空妙有之寧靜，可使身心達到健康平衡，這都是因為自身潛伏寶藏得到開發之故。

3. 整個功法運作，以小我融入大我的宇宙烘爐之際，整個軀體都會籠罩在自我運轉的氣場內，這樣可使脊椎氣脈通暢，增強造血功能及骨髓之旺盛。進而減緩人體的老化。

4. 身體左右彎曲，腰背受到拉壓，會使胃腸被擠壓，有強腰、固腎之效，對於造血、造精、造髓功能、腎和腸的健康、便秘等亦有幫助。

5. 身體左（右）斜上伸時吸氣，下彎時吐氣

關鍵請注意

＊初學者如果配合上下做呼吸有困難，先採自然呼吸法，等練到練功時不喘氣，再配合做呼吸法。

＊在運轉過程中，雙手似捧著火球，有熱氣團在其中，掌心間有絲狀放電，手掌、手指有漲、熱、麻的感覺方為正確。

＊雙手不可用力，要想像手中仍抱著太陽，並將它運轉開來，使太陽的能量充塞於四周，為我所用，滋潤萬物。

＊上下運轉之動作可慢不可快，從30秒一個上下，漸漸放慢，朝120秒方向努力。

，在一上一下的呼吸練習過程中，會使肺部、胸腔、腹腔受到擠壓，而吸入氧氣增加，可促進血液循環順暢。

6. 練腰所以強腎，腰腎兩者是相連的。腰酸乃因腎弱所致，腎強則罹患糖尿病也相對減少。

7. 身體的上下伸屈、側彎連帶帶動帶脈的扭動，可以舒解帶脈的積滯，消除脹滿。

8. 身體上下扭動，可以改善腰背疼痛。

9. 時常扭轉身體上下，可以防止疝痛、赤白帶等症狀。

10. 帶脈固則腰脊利，寒熱不侵，疏導心火，調整內分泌，提高免疫能力。

11. 常練本功法，可以預防心臟疾病，避免中風情事發生。

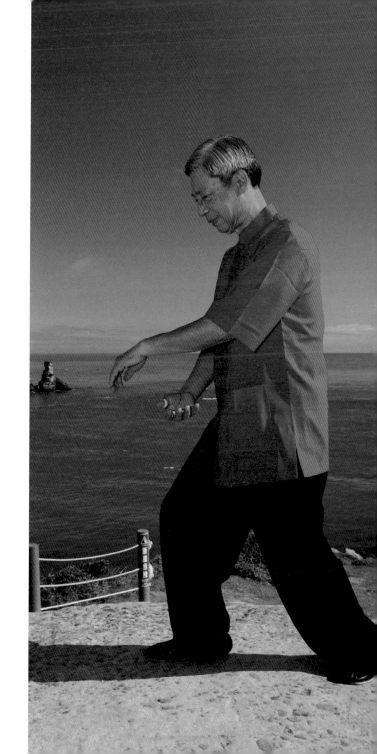

第三式 火輪雙飛

功能提要

本功法藉雙手之運轉，氣入丹田，以心行氣，以氣運身，以養氣活血，固腎、潤肺、補脾虛。

放鬆自我，與大自然融為一體，做到心空似水，意冷如冰，神靜如岳，氣行如泉，使陰陽合而為一，身心得到平衡，則健康可期。

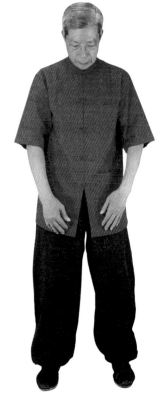

圖7.4

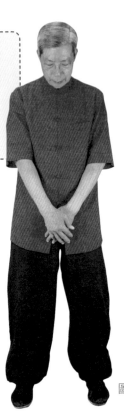

圖7.3

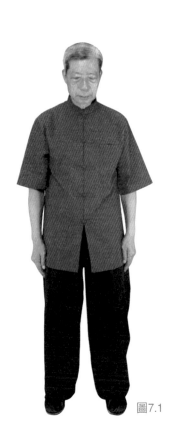

圖7.1

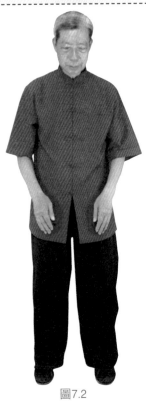

圖7.2

功法步驟

❶ 雙腳與肩同寬，微屈雙膝站立，以膝蓋不超腳尖為原則，著力在腳掌前1/3。

❷ 全身放鬆，兩眼垂瞼，屏除一切雜念。

（圖7.1~2）

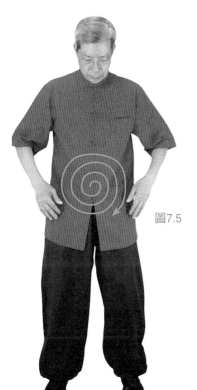

圖7.5

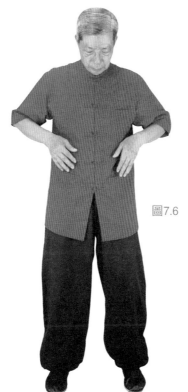

圖7.6

圖7.7

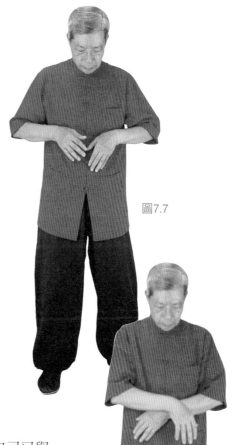

圖7.8

❸身體放鬆，去除心中雜念，全神貫注於功法中，並想像自己已與宇宙融為一體，是宇宙的縮影，剛才移山倒海所運轉的能源（火球）仍在手中，是宇宙能量的晶體，現在要經由另一種方式的運轉，將所有能源灌入丹田，積存於氣海之中，為我所用。

❹雙手手掌置於丹田之前，左手在內，右手在外。（圖7.3）

❺兩手同時向上、向內轉圈36次。（圖7.4~8）

❻要靜下心來，慢慢練，練到左手掌背可感覺到右掌所發出熱氣，隨手勢移動，丹田部位，會感覺有股氣場力量，隨手勢擠迫而出現溫熱壓脹感覺。

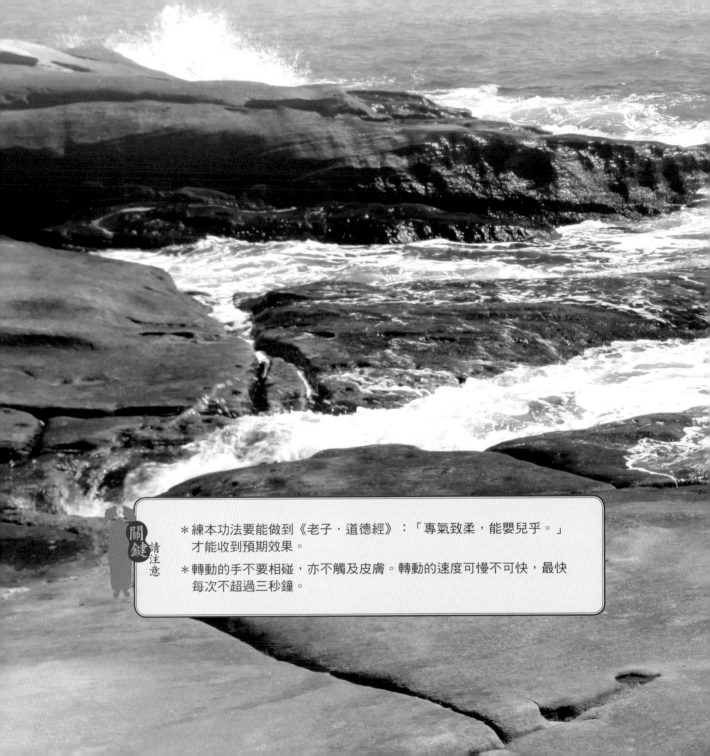

＊練本功法要能做到《老子・道德經》：「專氣致柔，能嬰兒乎。」
　　才能收到預期效果。

＊轉動的手不要相碰，亦不觸及皮膚。轉動的速度可慢不可快，最快
　　每次不超過三秒鐘。

關鍵請注意

好處多多

1. 本功法轉動雙手，如能放鬆自我，做到渾然忘我境界，必能與大自然融為一體，此時心空似水，意冷如冰，則妙處無窮。

2. 練功要能做到如醉如痴，神靜如岳，氣行如泉，而不自知，惟其不自知，動靜同乎造化，呼吸在乎天機，吾身真陰真陽合而為其一之炁，身體左右陰陽，得到平衡。

3. 雙手於丹田運轉，可調整整個自律神經、中樞神經自然放鬆，氣血也自然順暢。連帶的腹直肌、肋骨也呈現鬆靜狀態，心、肺、肝、膽、脾、腎等五臟六腑自然通暢，生命能量也跟著增強。

4. 轉動雙手，氣入丹田，而運化周身，內補臟腑，外強筋骨。

5. 氣沉丹田，為水火相濟之功，為固腎不二法門，腎固則肺舒。

6. 常練本功法可以補脾虛，益肺，助消化，蓋脾為肺之母，肺氣仰給於脾故爾。

7. 練功以能氣沉丹田為先，氣沉丹田則氣壯，氣壯則血盛，氣血皆盛，則裨益臟腑。

8. 本功法藉雙手之運轉而意在丹田，以養氣為主，心氣相守，可以納新去濁，使諸病不生。

9. 以心行氣，以氣運身，由內達於外，綿綿不絕，周而復始，圓而神通，則心腎相依，糖尿病亦可以消除於無形。

10. 放鬆自我，與大自然融為一體，身心得到平衡，使陰陽合一，則健康可期。

第四式 左右乾坤

功能提要

本功法以氣運丹田，為水火相濟之功，以固腎氣，滋肺，補脾虛，助消化，以強胃。

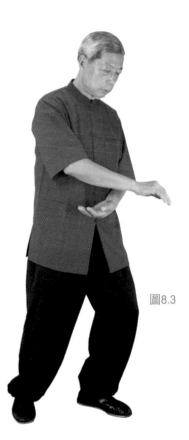

圖8.3

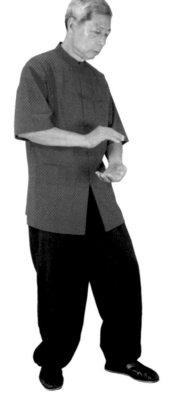

圖8.2

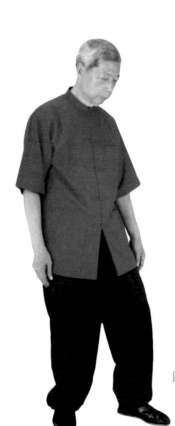

圖8.1

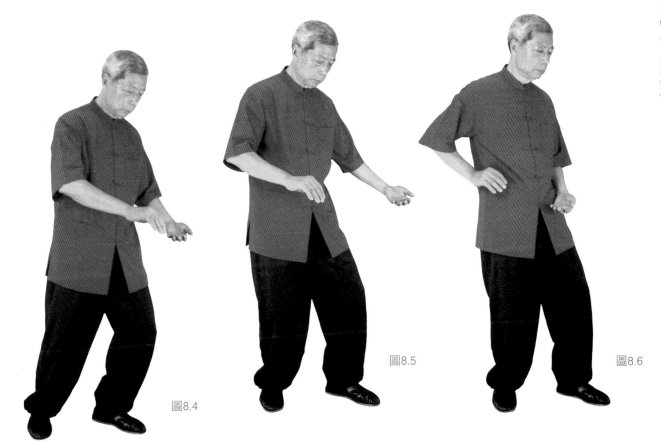

圖8.4　圖8.5　圖8.6

功法步驟一：右式

❶ 雙腳與肩同寬微屈雙膝站立，以膝蓋不超腳尖為原則，著力在腳掌前1/3。

❷ 全身放鬆，兩眼垂瞼，屏除一切雜念。左腳尖向外移，與右腳呈T字型踏立。（圖8.1）

❸ 左手在下，右手在上，手指微彎，掌心相對，兩手距離約十五公分左右，不可用力。（圖8.2）

❹ 想像手中抱著一個球體或太陽、太極，從無限大，經過運轉，整個人都籠罩在氣體之內，渾然忘我，與宇宙融為一體。

❺ 雙手上下抱圓轉動，右手向外、向右轉圓，同時左手向內、向左轉圓。（圖8.3~6）

❻ 轉動時，左腳尖向左斜，右腳不變，身體隨雙腳微微向左傾，向回拉，轉圓，雙手亦配合轉動，狀如搓湯圓一樣，速度可慢不可快，最快每3秒一圈為限。每次轉36圈。

功法步驟二：左式

❶右轉乾坤完畢，雙手仍抱著球體，將手勢轉
　換為左手在上，右手在下。（圖8.7~9）

❷轉動時，右腳尖向右斜，左腳不變，身體隨
　雙腳微微向右傾、向回拉；左手向外、向
　左轉圓，右手向內、向右轉圓。

❸同樣也轉36圈。（圖8.10~12）

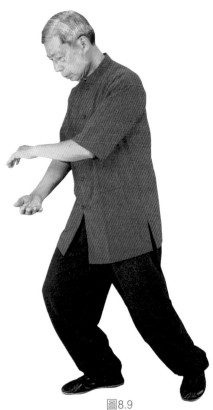

圖8.9

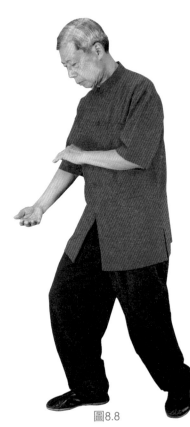

圖8.8

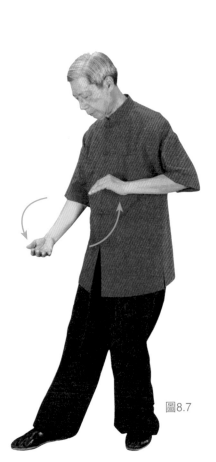

圖8.7

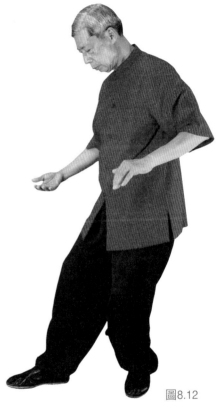

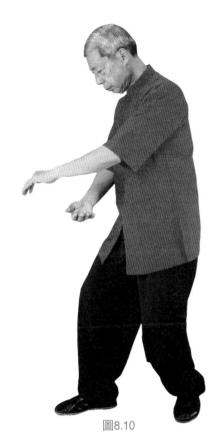

圖8.10

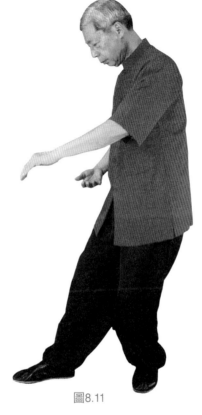

圖8.11

圖8.12

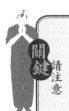

關鍵
請注意

＊在左右乾坤轉運中，更應全神貫注於功法上，渾然忘我，這樣雙手才會有似握火球般有熱氣團在其中，並有氣場壓力存在，掌心間有絲狀放電，手指脹、熱、麻的感覺。

＊氣功的光和熱，如同水庫的水，水多，才會「溢」，我們要將水庫做大，千萬不要讓好不容易積存下的水，輕易「溢」掉。

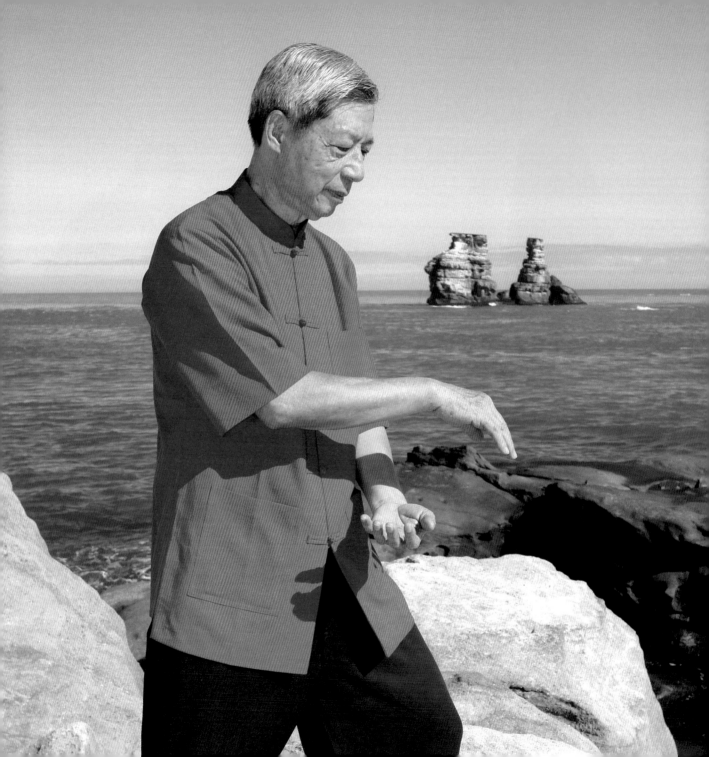

好處多多

1. 此式為靜功功法，重點在練氣，在調身，雙手手掌一上一下，同時轉動，有調氣行血功能。

2. 雙手一陰一陽之反覆運轉調氣，有調理陰陽作用，在運作過程中，整個手掌有麻電之感應，十指指尖會有微涼，麻脹皆為氣血循行末梢的感應，能活化末梢神經，暖和寒冬冰冷的手。

3. 雙手左右轉動，能牽引掌根關節，令手指靈活，胸腔氣血循環良好，進而氣血周行全身，預防高低血壓。

4. 常練本功法可以預防中風、穩定情緒、紓解壓力等。

5. 本功法著重在練氣、在調心，使身心靈融為一體，是走向神仙路之階梯，成功在望，努力向前。

6. 雙手之旋轉乃陰陽互動，藉之增強氣感，經丹田先天陽氣之營衛而貫於周身，打通氣脈和穴脈。

7. 在練功過程中，要能進入一種「恍恍惚惚」的氣功狀態，可補全身氣血。

8. 本功法為胎息法之預備，不僅是表面所看到的現象，而是身、心、靈融為一體，有氣入骨髓、大補元神的功能。

9. 雙手旋轉，身體、腰膝隨之扭轉，動靜兼備，氣息相依，它牽動全身筋絡、氣脈的律動，可以強筋、消除疲勞，有調補身體的功效。

10. 雙手旋轉，身體微動，屬氣功「大導引」，有緩和調理脊椎、預防椎間盤突出、坐骨神經痛、頸項僵硬等功效。

第五式 雙丹煉金

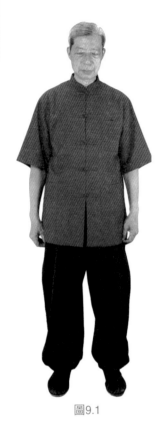

圖9.1

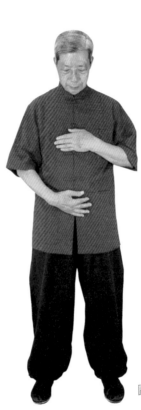

圖9.2

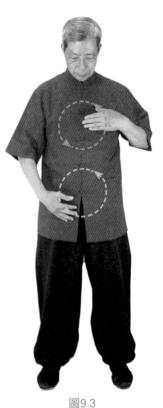

圖9.3

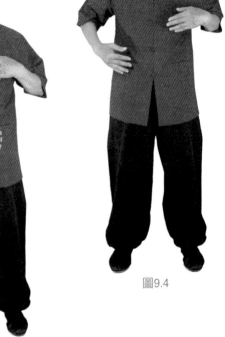

圖9.4

功能提要

本功法主要在調和位於胸中的「中丹」，和位於神闕的「下丹」陰陽，是練氣化神之地，藉功法之練習，以採陰補陽，使人體陰陽調和，滋潤周身，以維健康。

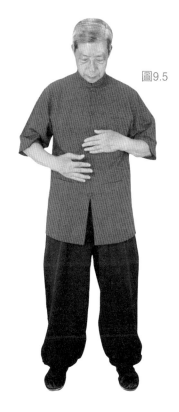

圖9.5

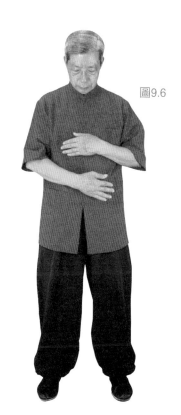

圖9.6

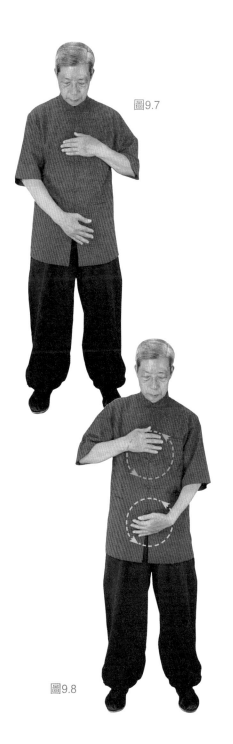

圖9.7

圖9.8

功法步驟

❶ 雙腳與肩同寬，微屈雙膝站立，以膝蓋不超腳尖為原則，著力在腳掌前1/3。（圖9.1）

❷ 全身放鬆，兩眼垂瞼，屏除一切雜念，專注於功法之上，渾然忘我。

❸ 左手掌放在中丹位置（膻中穴），右手掌放在下丹田（臍下三寸）。（圖9.2）

❹ 左手向內向上、右手向外向下同時轉圓圈，共轉36圈。（圖9.3~7）

❺ 接著左右手上下對調，左手在下（下丹田），右手在上（中丹田），同樣也轉動36圈。（圖9.8）

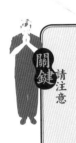

關鍵 請注意

＊在練功過程中，下丹田部位，有股氣場力量，隨手勢轉圈而擠迫並有壓脹感和溫熱的感覺才對。

＊經絡學說是中醫的基礎理論，它也是中醫針灸療法之重心所在。而穴道在中醫的運用上，包括針、灸、按摩等方式，而「導氣血內行」則屬於氣針範圍。氣針之運用，有預防和治療之不同，氣壯山河養生功是比較著重在預防方面。

＊胃腸不好、婦女疾病患者，晚上睡時仰躺，雙手分別放在中丹、下丹位置，溫灸5~10分鐘，效果奇佳。

好處多多

1. 雙掌在上、下丹田運轉,有採陰補陽之作用,陽盛使人煩燥,需當以陰濟之,庶無剛而過燥之患;陰多使人憂柔而過之失,當以陽補之,兩者有互補作用。

2. 常練可調理下焦利尿、通便,雙掌上下移動運轉,可以牽引上焦,幫助臟腑心肺功能的調整。

3. 雙手上下轉動,氣隨之佈達全身,能通脾胃、紓肝利膽、去熱解毒。

4. 在運轉過程中,能融入其中,人我兩忘,就能達到清心順氣、氣定神閒之境界。

5. 藉雙丹之運作,以調理三焦,使呼吸順暢,消化正常,吸收、排泄無礙。

6. 胃腸相依相存,本功法能健胃、防脹、利腸,防止腹脇病變。

7. 通過雙手旋轉運氣和肢體的意念導引,可以轉移大腦皮層的中樞興奮點,有「散熱解毒、祛火除煩」的作用。

8. 通過雙手旋轉運氣,可以舒緩膽脈瘀積不適,改善風寒、筋骨酸痛、悶胸等症狀。

9. 雙手上下運轉,可以補不足,瀉有餘,有益脾潤肺之效。

10. 長期勤練本功法,對婦人腹冷、經痛、經期不順、赤白帶亦有助益。

第六式 雙龍映輝

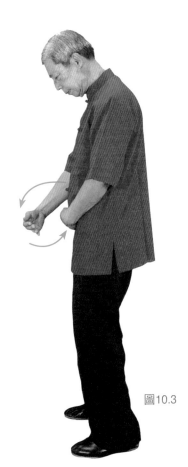

圖10.3

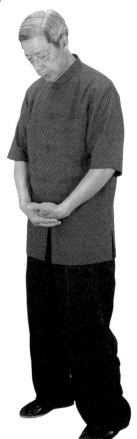

圖10.2

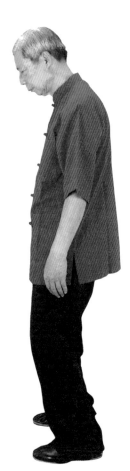

圖10.1

功能提要

本功法仿古代水車河中吸水，藉雙手之撥動，將真炁注入丹田，以潤全身，使身心俱健，百病離身。

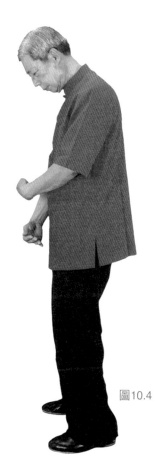

圖10.4

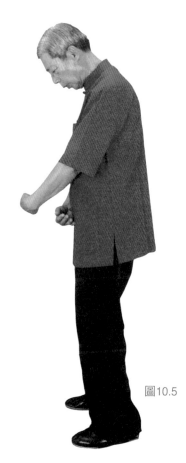

圖10.5

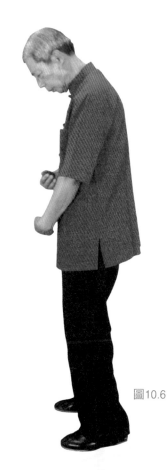

圖10.6

功法步驟

❶雙腳與肩同寬微屈雙膝站立，以膝蓋不超腳尖為原則，著力在腳掌前1/3。

❷全身放鬆，兩眼垂瞼，屏除一切雜念，專注於功法上。（圖10.1）

❸雙手掌心向上，偏向內斜，放於下丹田位置。（圖10.2）

❹雙掌由外向內轉撥，狀如古代水車從河中撥水，並想像之前運轉的能源，
　一撥、一撥的灌注於丹田之中，積存於氣海之內，以為我用。（圖10.3-6）

❺轉動速度亦不可快，同樣轉撥36次。

孫靜夫氣壯山河養生功

好處多多

1. 雙腳站立，著力在腳掌前1/3，練功時藉雙手之撥捧，並想像地之精氣源源不絕自湧泉吸入，積存於丹田之中，化為真炁，如水庫之蓄存，滋潤周身，用以治病。

2. 雙手一上一下撥動可強化心、肺功能，蓋依中醫理論，心主血，肺主氣，所以常練可以活絡氣血，促進氣血循環功能。

3. 雙手上下撥動、扭轉，著力於手腕，進而刺激到內關，有開胸膈、除胸腹氣悶脹滿功效。

4. 雙手之撥動，真炁最先由勞宮穴進入，而勞宮穴主一切心臟疾病，所以常練可以防治心臟疾病於無形。

5. 心經之少府穴亦位於手掌，同樣接受到真炁的刺激，有利改善心律不整、心絞痛、婦女生殖器疾患諸症等。

6. 雙手之上下撥動、扭轉，同時牽動肘彎，同樣刺激到少海，它有疏經調氣、安神益心、防失眠功能。

7. 心經之神門亦位於手腕彎處，雙手上下撥動、扭轉，亦著力於此，可防止心臟肥大、婦女產後失血諸重症。

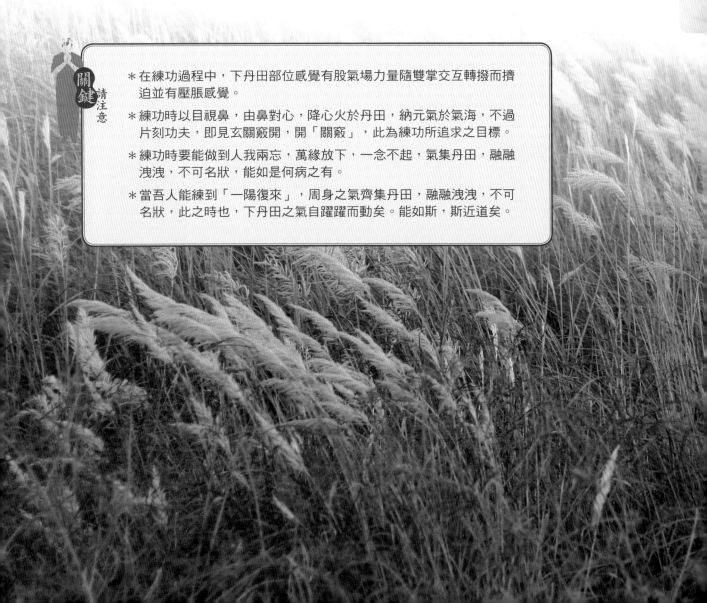

關鍵
請注意

* 在練功過程中，下丹田部位感覺有股氣場力量隨雙掌交互轉撥而擠迫並有壓脹感覺。

* 練功時以目視鼻，由鼻對心，降心火於丹田，納元氣於氣海，不過片刻功夫，即見玄關竅開，開「關竅」，此為練功所追求之目標。

* 練功時要能做到人我兩忘，萬緣放下，一念不起，氣集丹田，融融洩洩，不可名狀，能如是何病之有。

* 當吾人能練到「一陽復來」，周身之氣齊集丹田，融融洩洩，不可名狀，此之時也，下丹田之氣自躍躍而動矣。能如斯，斯近道矣。

第七式 有容乃大

功能提要

本功法藉「吹、呼、唏、呵、噓、呬」吐氣法之練習，可以改善冠心病、高低血壓、肝炎、胃腸炎、腎臟病、糖尿病等疾病，並可提高免疫能力。

功法步驟

❶ 雙腳與肩同寬，微屈雙膝站立，以膝蓋不超腳尖為原則，著力在腳掌前1/3。（圖11.1）

❷ 全身放鬆，兩眼垂瞼，屏除一切雜念。

❸ 雙手相疊，左手在內，右手在外，自內向外推，同時吸氣。
（圖11.2~3）

❹ 雙手自外向內拉壓時吐氣，吐氣分別以：吹、呼、唏（音同嘻）、呵、噓、呬（音同汐）吐之。（圖11.4~5）

❺ 一推一拉，配合一吸一吐為一次，每次以30秒開始練習，再慢慢延長呼吸秒數。
第一個呼吸法，以「吹」字音吐之，做1~6次。
第二個呼吸法，以「呼」字音吐之，做1~6次。
第三個呼吸法，以「唏」字音吐之，做1~6次。
第四個呼吸法，以「呵」字音吐之，做1~6次。
第五個呼吸法，以「噓」字音吐之，做1~6次。
第六個呼吸法，以「呬」字音吐之，做1~6次。

❻ 練習時，並想像之前累積的能量，將全部灌注於丹田之中，存放於氣海之內，為我所用。

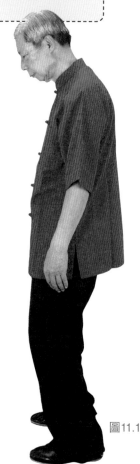

圖11.1

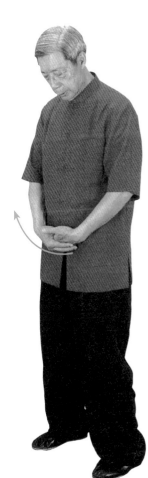

圖11.2

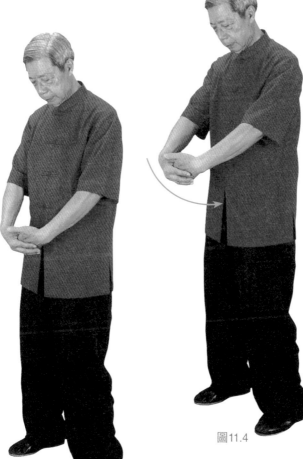

圖11.3

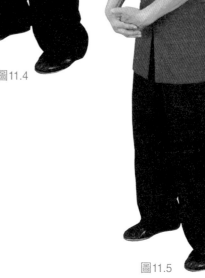

圖11.4

圖11.5

好處多多

1. 唐代大醫家孫思邈有言：「如欲存身，先須安神，如欲安神，須煉元氣，氣在身內，神生氣海，氣海充盈，心安神安如安而不散，身存年求，而練氣者，天之陽魂，地之陰魄，練氣生神，通遍百脈之內，散於一身之中，以強筋骨，而得長生，此有容乃大之功效也。」

2. 六字訣吐納法出自仙經，南北朝陶弘景的《養性延命錄》及近人對本功法深入的探討研究，值得我們學習，相信對健康維護有很大幫助。

3. 勤練六字訣呼吸法，對冠心病、高低血壓、肝炎、胃腸炎、胃腸諸疾、氣管炎、腎臟病、糖尿病、神經衰弱、骨質疏鬆、便秘等慢性病以及提高免疫能力都有很大的幫助。

4. 吹字去風，風者，中醫稱疾病起因六淫之一，寒屬陰邪，易傷陽氣而影響氣血活動，如惡寒、發熱、無汗、腰腿無力或冷痛、目澀、健忘、潮熱盜汗，頭暈、目眩、耳鳴、男子遺精、陽萎、早洩、女子夢交、宮寒、牙根鬆動、脫髮等症狀，又腎屬

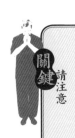

關鍵 請注意

* 呼吸法，吸氣容易，吐氣難，讀者要多用心體會。

* 吐氣重型不重聲，也就是說：吐氣時，口型、形意出來就可以，不必有聲音。

* 吹、呼、唏、呵、噓、呬，各有各的功能，讀者可依據個人需要，選擇適合者多練。

* 呼吸法坐、臥、行、立，都可以練，重點要把握「鬆」和「細、慢、深、長、勻」之原則。

水，水怕寒，季節屬冬，腎主臟精，故冬季多練吹字功以固腎，腎強則百病不生。

5. 呼字音去熱，中醫以熱邪引起的疾病如：身熱、煩躁、面紅、耳赤、口乾、舌躁、脾虛、氣弱、腹脹、腹瀉、水腫、肌肉萎縮、食慾不振、便血、女子血崩、四肢疲乏、心臟疾病、體有冷熱等症狀，勤練本功法有立竿見影之效。

6. 唏字音去火，三焦主相火，是全身通氣道路，與各臟腑、經絡、生理關係密切；三焦不暢，常見氣機阻塞、耳鳴、眩暈、喉痛、咽腫、腹脹、胸悶、小便不順等症狀，勤練本功法有效。

7. 中醫以為噓以散滯，滯者多見顏面氣色晦暗，眼赤多淚；故噓氣以治肝，肝屬木，木旺盛於春，春天樹木發芽生枝，其氣上升，而人體則易發生肝陽上亢、頭暈目眩、兩脅脹滿、煩躁、慢性肝炎、肝硬化。又肝木克脾土所引起之食欲不振、胸背脹滿等症狀練此有效，再者肝硬者春天病情若加重，勤練噓字功有平衡作用。

8. 依中醫理論，呬以解極，極者疲憊、疲困也，呬氣以治肺，肺屬金，在時屬秋，故秋季多練呬字功，可清肺經鬱熱。感受外邪發熱、咳嗽、痰上湧、背痛、呼吸急促、氣短及肺疾病，勤練本功法可以防治。

9. 練氣生神，通遍百脈之內，散於一身之中，以強筋骨，而得長生。

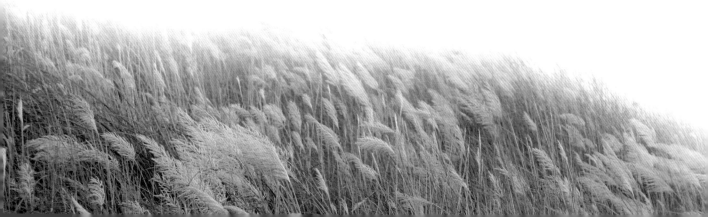

第八式 龍遊大海

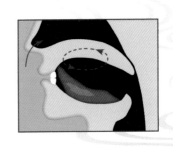

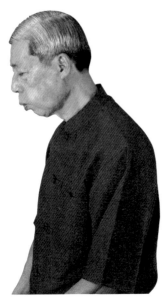

圖12.1

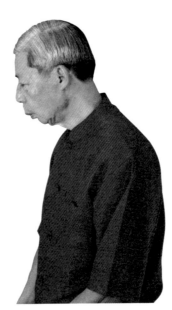

圖12.2

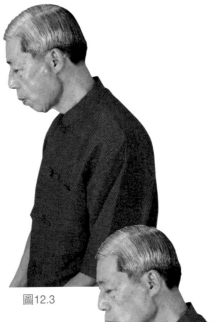

圖12.3

圖12.4

功能提要

本功法主要功能為刺激胃神經蠕動、增加唾液及胃液分泌、助消化、健胃、防止口臭、增強體能、減少疾病發生。

功法步驟

① 雙腳與肩同寬，微屈雙膝站立，以膝蓋不超腳尖為原則，著力在腳掌前1/3。

② 全身放鬆，兩眼垂瞼，屏除一切雜念。

③ 兩手掌相握，左手在內，右手在外，右手大拇指抵住左手勞宮穴位置，左手大拇指壓住右手合谷穴。

④ 將相握手掌貼在臍下三寸丹田處。

⑤ 舌尖頂上顎，口微閉。

⑥ 舌頭在上顎或左或右轉動36圈（狀如赤龍攪海）。（圖12.1~4）

⑦ 做完之仙津（口水），暫存口中，使之凝結為火珠備用。

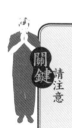

關鍵請注意

＊口水古稱「仙津」，所以任何時候口水都不要吐掉（痰除外）。

＊喉嚨有毛病時，多練本功法，效果頗佳，練後要多喝水。

好處多多

1. 舌尖頂住上軟顎，會刺激上軟顎之神經，帶動胃神經之蠕動。

2. 胃神經受到刺激，可以促進胃液分泌，而胃液具有潤滑及保護作用。

3. 在舌頭轉動過程中，會增加唾液之分泌，而口水古稱仙津，也有人叫它神水，與胃液有異曲同工之妙，可以幫助消化，防止口臭。

4. 舌頭轉動過程中，會帶動整個喉嚨器官之活動，可以活化該部位器官機能。

5. 舌頭轉動，可以幫助食道健康，防止食道癌之發生，對聲帶保健亦有幫助。

6. 本功法可預防喉痛、喉癢、聲啞，也是食道之最佳保健方法。

7. 轉動舌頭，舌為肉梢。肌肉為氣之衰，舌捲氣，注於丹田而接腎氣，能生津補氣生肌，助消化，強胃腸，尤其對糖尿病最有幫助。

8. 口水也是「丹」之一，練功者之能量表徵，常練有助功力之增進，勿等閒視之。

第九式 氣壯山河

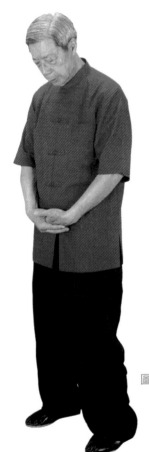

圖13.1

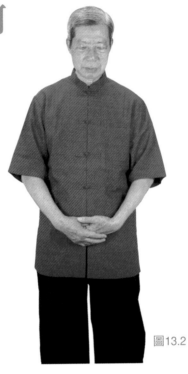

圖13.2

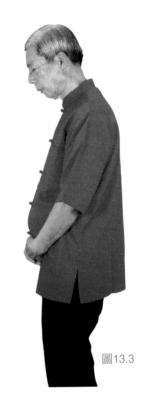

圖13.3

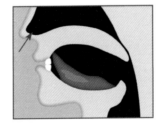 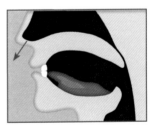

 功能提要

本功法可強化肝、腎及肺功能，尤其是脾臟。能預防胃腸、婦科、泌尿等疾病，發揮按摩肝臟的作用。

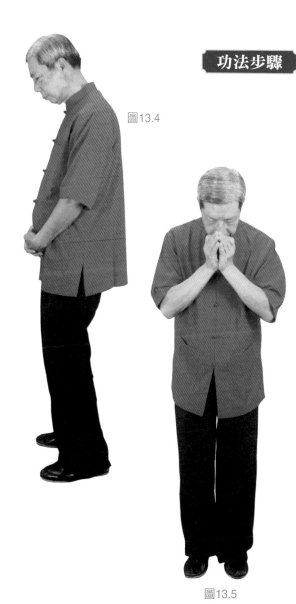

圖13.4

圖13.5

功法步驟

❶ 雙腳與肩同寬微屈雙膝站立,以膝蓋不超腳尖為原則,著力在腳掌前1/3。(圖13.1)

❷ 全身放鬆,兩眼垂瞼,屏除一切雜念,專注於本功法上。雙手交握於下丹處。(圖13.2)

❸ 做呼吸法時,要想像自己好像一個圓型大氣球,並做吹氣球動作。

❹ 吸氣用鼻,舌頂上顎,氣入丹田,狀如腹式呼吸法,下腹微微凸起。(圖13.3)

❺ 氣吸八分飽就好,稍做停留,但不是憋氣。

❻ 停留一會,將原先存在口中的火珠(仙津)吞入丹田(名曰:神龍獻珠)。

❼ 想像火球經過中丹、下丹所產生的熱能效應,它和原先吸入之氣,經過丹田之提煉,已轉換為真炁,再推向身體的四面八方。

❽ 接著吐氣,吐氣用口(用鼻更好),舌頂下顎,並用意念將真炁推向湧泉。(圖13.4)

❾ 吐氣時,要想像自己沒有吐氣,是將腹中的真炁往下推送,而原先吸入的空氣是從口鼻排掉,不去理它。

❿ 氣推向湧泉穴,要想像我是將體內的濁氣、病氣由湧泉排出。而不是將真炁排掉。

⓫ 將真炁推向湧泉,再轉到腳背,經委中,上督脈的長強,直上背脊、百會,下齦交,接承漿,與任脈相會。收功,立正行禮。(圖13.5)

⓬ 本功法係採用大周天呼吸法,其次序是:吸氣→暫停呼吸→神龍獻珠(吞津)→吐氣,一呼一吸為一周天,每次做6個呼吸。

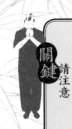

＊吐氣時，要想像自己沒有吐氣，而是將腹中的真炁往下推送，原先吸入的空氣則從口鼻排掉，不去理它。

＊氣推向湧泉穴，要想像我是將體內的濁氣、病氣由湧泉排出。而不是將真炁排出，否則身體會有虛脫症狀發生。

＊練習本功法前，首先要放寬心情，所有呼吸動作一律秉持細、慢、深、長、勻的原則，配合手勢專心於動作，心寬，寧靜無雜念，意守丹田，全身放鬆柔軟，達到「鬆而不懈、鬆中有緊、緊而不僵」的要求。

＊在呼吸練習過程中，如果覺得呼吸不順暢，不要勉強為之，宜改自然呼吸法，先把招式練好，再慢慢配合做呼吸動作，尤其是高血壓患者，更應謹慎為之。

＊所有吐納法包括提肛、腹式、小周天和大周天，均應注意此一原則，千萬不能急，每次只做一個呼吸也可以，一天可多練習幾次，但必須在心情平靜時做。

＊氣壯山河養生功，主要是以「養氣」為主，希望藉由功法的運轉，帶領大家漸入佳境，做到渾然忘我、融身於宇宙氣體之中，因此功法中未注明要配合作呼吸吐納者，只要放鬆，盡量採自然呼吸法最好，不是一直要配合做呼吸法，反而不好。

＊不論是提肛、腹式及大、小周天呼吸法，均應訓練呼吸時間的延長，開始時，以自己最大容量為起點。例如開始時，一呼一吸為30秒，就以30秒為起點，做一個禮拜，第二個禮拜再延長1~2秒，以此類推，做久了自然可以做到1~2分鐘一個呼吸。

＊人體是個小宇宙，做本功法時，要想像自己與大宇宙融為一體。練功時，也可以想像宇宙能源，從勞宮穴、湧泉穴吸入。

＊本功法非一日可以成功，要有耐心，若有大周天為基礎，半年時間不難練成。

＊做完氣壯山河，再利用片刻時間靜坐，效果會更好。

＊氣功練一天，有一天的成就，練一年有一年的成果，不要跟別人比，訂下目標，跟自己比賽。

好處多多

1. 氣壯山河中的大周天，與前面提到呼吸法中的大周天，兩者殊途同歸，是二合一功法，配合靜坐，同屬氣功的修練範疇，練到最後，不必經過什麼穴軌，也不必意念與導引，都可以意到氣到。經常鍛鍊，可以產生衛氣、營氣、宗氣及真炁。

2. 勤練此功法，可強化肝、腎及肺功能，尤其是脾臟。能預防胃腸、婦科、泌尿等疾病。氣功的吐納、導引能夠發揮按摩肝臟的作用，使肝臟呈現理律性的舒張收縮，增進血液循環。

3. 一呼一吸形成的腹腔內壓，也能夠幫助體內諸臟器的血液擠壓回流心臟，促進肺部收縮，大量排出二氧化碳，增強心肺機能，預防心肌梗塞的發生，故肺功能欠佳、心臟病患者尤宜勤加練習。

4. 本功法除了有強化內臟機能外，也有調整自主神經功能，以及改善交感、副交感神經的功用。

5. 長期修練本功法，有調和身心、消除雜念的作用，使身、心、靈三者融為一體，氣入骨髓補元氣，提升正常細胞的活力，進而達到防癌的目的。

6. 深而長的呼吸法，也有助於自律神經、荷爾蒙與淋巴系統等機能的維護，亦有舒眠的功效。

7. 長期練習本功法和靜坐，可增加腦部血液中含氧量、腦細胞活力，減少中風及腦部病變的發生。

8. 本功法能使血液循環順暢，增強造血能力，以改善骨質疏鬆、更年期等問題。

9. 勤練本功法，血液循環加強以後，也會促進腎臟、胰臟、荷爾蒙的正常分泌，可以預防或改善糖尿病的狀況。

10. 當毛細孔都能有呼吸的感覺時，坐、臥、行、立都可練功，而且所有的意念、穴軌都可以省略。當然，功法練到爐火純青時，意到氣到，用來自我療疾自不在話下。

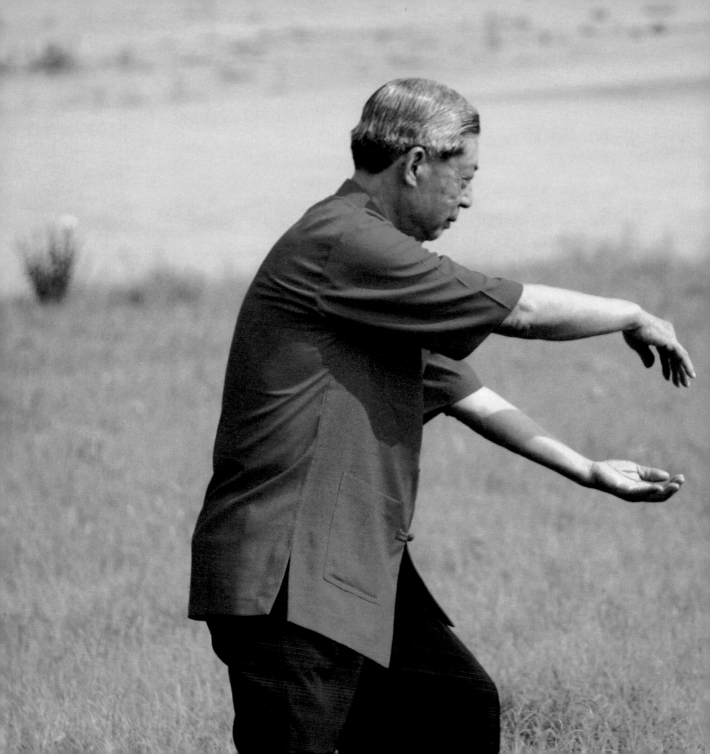

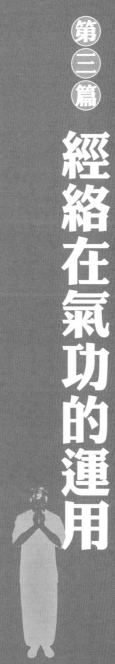

第三篇

經絡在氣功的運用

呼吸法、氣功、經穴的相互為用

上課時常有學員問我，穴道健身功法30招和氣壯山河，哪一種對身體健康比較好。這倒教我難以回答，其實兩者各有其功用，如果要強加區分的話，只能說：30功法猶如電腦的硬體，呼吸法和氣壯山河就是它的軟體，兩者不分軒輊，相輔為用。而應用之妙在乎一心，為方便讀者，特將十二經絡和任、督兩脈在健康的維護和治療病症作簡單介紹（平時保健中列出的功法請參考《孫靜夫教你不生病——穴道健身功法30招》），希望對大家健康有所幫助。

人體的穴道很多，但常用者不過四、五十個。平時在功法教學中，關於穴位的應用方式，儘管筆者一再強調：是「面」而不是「點」，但是，仍然有為數眾多的學生和讀者殷切表示，希望我能夠加以補充說明。因此，筆者藉此機會把多年來有關穴道收集及研究的資料，做一簡單整理與歸納。

一、經穴由來

經穴又名針穴，針穴一學最早起源於《皇帝內經》（或簡稱為《內經》）。《內經》最早出現於漢代，為經穴學之發凡。到了晉代，皇甫謐潛心研究經穴，撰成《黃帝甲乙經》，此書極為後世研究者所推崇。唐代大醫家孫思邈首先按疾病分類認穴，著有《千金方》、《千金翼方》，為歷代經穴研究者中最富實驗精神者。而宋代時，翰林醫官王惟一考定「明堂經絡」，鑄造銅人，最先把任、督兩脈列入，而成為十四經，此銅人所列註穴位不僅正確，其經絡、臟腑亦最清楚，對後世經穴研究之貢獻最為深遠。經穴學發展到金元時，滑伯人所繪構之「十四經脈圖下卷」，清楚地點出了奇經穴名之位置。到了明代李時珍在其《奇經八脈考》中，更指出經絡路線以外與內臟器官無直接聯繫之

十二經絡走向圖

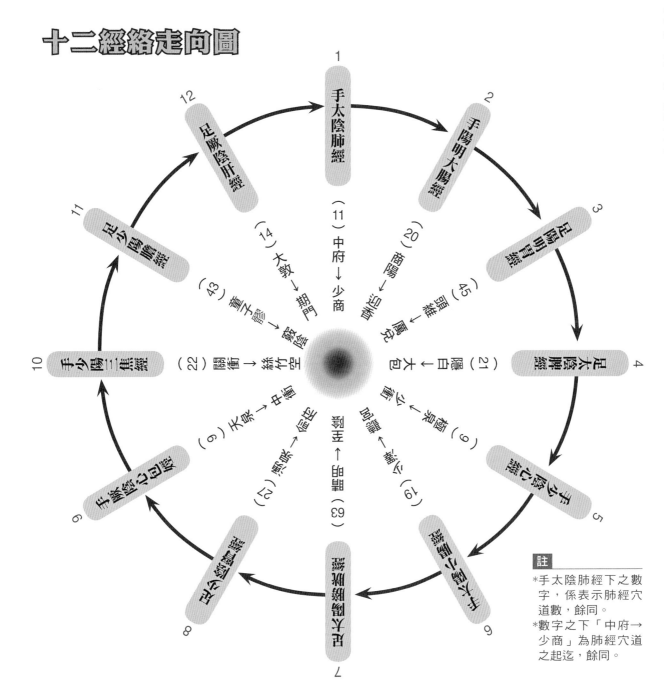

1 手太陰肺經
2 手陽明大腸經
3 足陽明胃經
4 足太陰脾經
5 手少陰心經
6 手厥陰心包經
7 手太陽小腸經
8 足太陽膀胱經
9 足少陰腎經
10 手少陽三焦經
11 足少陽膽經
12 足厥陰肝經

（11）中府→少商
（20）商陽→迎香
（45）頭維→厲兌
（21）隱白→大包
（9）極泉→少衝
（9）少衝→少澤
（63）睛明→至陰
（27）俞府→湧泉
（9）天池→中衝
（22）關衝→絲竹空
（43）童子髎→竅陰
（14）大敦→期門

註

*手太陰肺經下之數
 字，係表示肺經穴
 道數，餘同。
*數字之下「中府→
 少商」為肺經穴道
 之起迄，餘同。

「經外奇穴」所在位置。

一般而言，經穴主要可以區分為正經穴、經外奇穴與阿是穴。

(1)正經穴：共有365穴（亦有一說為363者），分屬於十二經絡，加上任、督兩脈，即為十四經絡。

(2)奇穴：約120~140個，係指經絡路線以外與內臟器官無直接聯繫者。

(3)阿是穴：唐代大醫家孫思邈所著《千金方》裡記載，治病時依病痛定位，問病人痛楚處針之，所針處即為「阿是穴」，其穴位不知其數。

二、十二經脈簡介

人體兩手、兩足各有三陰、三陽，合稱為十二經絡。所謂陰陽，若以人體來分，例如：體內代表陰，體外即為陽。如以腹（指人體的正、前面）表示陰，則人體之背面為陽。所以，軀體表示陰時，四肢就代表陽，以此類推來判別陰陽。

我國傳統醫學上，十二經絡各有隸屬之臟腑，大致可分為四大系統：

1. **手三陰：**❶手太陰肺經❷手少陰心經❸手厥陰心包經。
2. **手三陽：**❶手陽明大腸經❷手太陽小腸經❸手少陽三焦經。
3. **足三陽：**❶足陽明胃經❷足太陽膀胱經❸足少陽膽經。
4. **足三陰：**❶足太陰脾經❷足少陰腎經❸足厥陰肝經。

其中「太」者，是「大」的意思；「少」者，是「小」也，乃初生未充之意；「厥陰」者，是「兩陰交盡」，陰氣消盡之意；「陽明」者，是「兩陽合明」，陽氣盛極之意；流注方向則以陰升陽降。

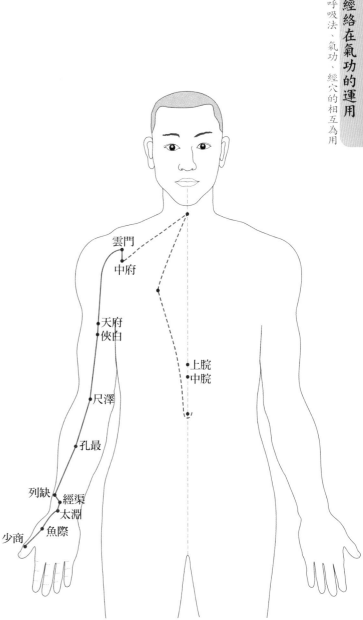

（一）手太陰肺經

　　手太陰肺經屬辛金，起中府，終少商，多氣少血，寅時（凌晨3~5時）注於此，從臟走手，左右共二十二穴。開竅於鼻，藏精於肺，其華在髮，五音為商。

　　【流注】肺手太陰之脈，起於中焦，下絡大腸，還循胃口，上膈屬肺，從肺系橫腋下，下循臑內，行少陰心主之前，下肘中循臂內上骨下廉，入寸口上循魚際出大指之端其支者，從腕後直出次指內廉，出其端。

　　【觀察】《內經》：「肺者，相傳之官，治節出焉。」肺為五臟之華蓋，內傷外感均可使肺金不清，而欲肺金清淅，當以調息調心為要，調息以吐納法最為直接，而調心則以靜坐為佳，能如是，才是養肺之本，長壽之道。

　　在五臟中，肺臟居主要地位，是人體不可

手太陰肺經

或缺的氣體交換器官。本經絡主要疾病在胸、氣管、鼻、肺，強化經絡呼吸系統是其重點。

【常用穴道】中府、雲門、俠白、尺澤、列缺（四總穴之一）、太淵、少商。

【平時保健】小周天呼吸法、靜坐養生。

【氣功的運用】晚上睡時仰臥，雙手上下交疊（男左手下右手上，女反之），放在中丹位置，以呬字音做小周天呼吸法6次。呬屬肺，肺主鼻。呬以解極，極者疲憊、疲困也。呬氣以治肺，肺屬金，在時屬秋，故秋季多練呬字功可清肺經鬱熱，感受外邪發熱、咳嗽、痰上湧、背痛、怕、呼吸急促、氣短以及肺疾病，勤練本功法可以防治之。

（二）手陽明大腸經

手陽明大腸經屬庚金，起商陽，終迎香，氣血俱多，卯時（上午5~7時）注此，從手走頭，左右共四十穴。

【流注】大腸陽明之脈，起於大指次指之端，循指上廉，出合谷兩骨之間，上入兩筋之中，循臂上廉，入肘外廉，上臑外前廉上肩出髃骨之前廉，上出柱骨之上會，下入缺盆，絡肺下膈，屬大腸；其支者，從缺盆上頸貫頰，入下齒中，還出挾口，交人中，左之右，右之左，上挾鼻孔。

【觀察】《內經》：「大腸傳道之官，變化出焉。」大腸與肺相表裏，相互相乘。而本經宜以「通」、「變」為重，通者注意進出自如，變者防止病變也。此無他，宜由日常保健着手，尤以婦科疾病，浴肚有其立竿見影之效。大腸職司排除殘渣之重責大任。

當本經絡異常時，會有頭部充血、足虛冷、胸悶、口乾、咳嗽、拉肚子、喉腫等，此命門火衰，宜由補腎著手。

【常用穴道】商陽、合谷（四總穴、回陽九針之一）、下廉、手三里、曲池、臂臑、迎香。

【平時保健】浴手、浴肚、背摩後精門、小周天呼吸法等。

【氣功的運用】晚上睡時仰臥，雙手上下交疊（男左手下右手上，女反之），放在下丹位置，以呬字音做小周天呼吸法6次，再入睡，有安眠功能。呬以解極，極者疲憊、疲困也，蓋肺與大腸相表裡，肺強則腸健，下丹溫熱，則經不痛、通便順暢，大腸癌、子宮疾病何患之有。

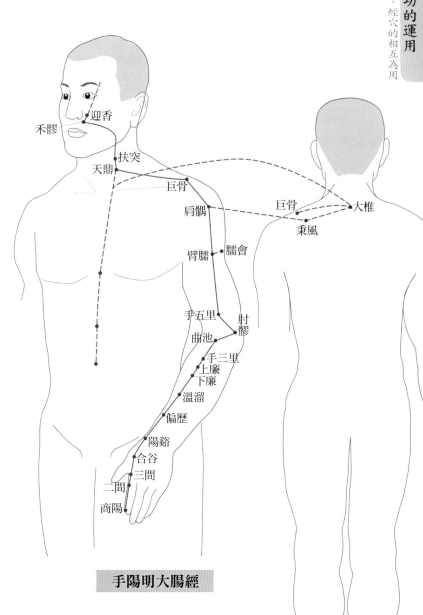

手陽明大腸經

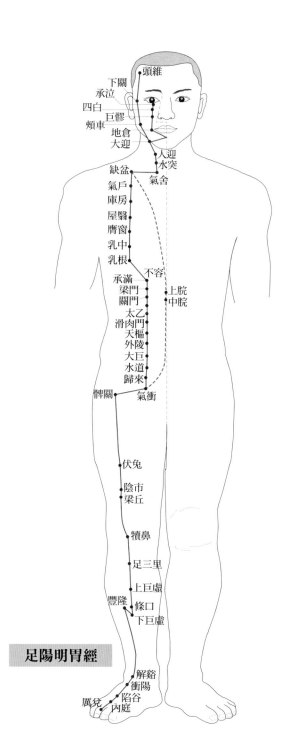

頭維
下關
承泣
四白
巨髎
頰車
地倉
大迎
人迎
水突
缺盆
氣舍
氣戶
庫房
屋翳
膺窗
乳中
乳根
不容
承滿
梁門
關門
太乙
滑肉門
天樞
外陵
大巨
水道
歸來
上脘
中脘
髀關
氣衝
伏兔
陰市
梁丘
犢鼻
足三里
上巨虛
豐隆
條口
下巨虛
解谿
衝陽
陷谷
厲兌
內庭

足陽明胃經

（三）足陽明胃經

足陽明胃經屬戊土，起承泣，終屬兌，氣血俱多，辰時（上午7~9時）注此，從頭走腳，左右共九十穴。

【流注】胃足陽明交鼻起，下循鼻外入上齒，還出俠口繞承漿，頤後大迎頰車裡，耳前髮際至額顱，支下人迎缺盆底，下膈入胃絡脾宮，直者缺盆下乳內，一支幽門循腹中，下行直合氣街逢，遂由髀關抵膝臏，胻跗足趾內間同；一支下膝注三里，前出中趾外間通，一支別走足跗趾，大趾之端經盡已。

【觀察】《內經》：「脾胃者倉廩之官，五味出焉。」中醫認為脾胃是人體後天之本，胃為五臟六腑之海，是人體氣機升降之樞紐，脾主升，胃主降，脾以升則健，胃以降則和，自古以來，胃不和而期其長壽者未之有也，所以健胃以和為重。而本經足三里乃

健胃長壽名穴。

胃臟是人體主要消化器官，而當胃有機能障礙時，會引起頭痛、鼻塞、腹脹，大腿至膝蓋、小腿背酸疼、麻木。

【常用穴道】大迎、頰車、下關、乳根、天樞、氣衝、伏兔、足三里（四總穴、回陽九針之一）、解谿、厲兌。

【平時保健】叩齒、轉舌吞津、合谷穴揉壓、足三里推揉。

【氣功的運用】晚上睡時仰臥，雙手上下交疊（男左手下右手上，女反之），放在膻中穴位置，以「呼」字音做提肛呼吸法6次，再入睡，有強胃、安眠功能。蓋脾、胃一體，脾強則胃健，胃脘溫熱、順暢，胃疾病不生，則長壽可期。

（四）足太陰脾經

足太陰脾經屬己土，起隱白，終大包，多氣少血，巳時（上午9~11時）注此，從腳走臟，左右共四十二穴。

【流注】脾足太陰之脈，起於大趾之端，循趾內側白肉際，過核骨後，上內踝前廉，上腨內，循脛骨後，交出厥陰之前，上膝股內前廉，入腹屬脾，絡胃上膈，俠咽連舌本，散舌下；其支者，復從胃，別上膈，注心中。

【觀察】《內經》：「脾者諫議之官，知周出焉。」又云：「形如刀鐮，與胃同膜，而附其上之左俞，當十一椎下，聞聲則動，動則磨胃而主運化，其合肉也，其榮唇也，開竅於口。」

胰臟職司分泌胰液供胃消化之用，更重要的是它可以分泌胰島素，為一種荷爾蒙，可

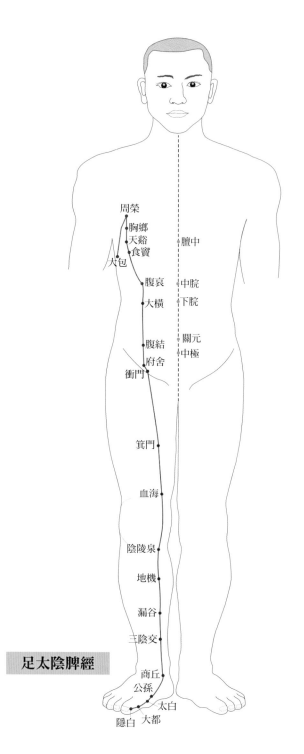

周榮
胸鄉
天谿
食竇
大包
腹哀
大橫
腹結
府舍
衝門
箕門
血海
陰陵泉
地機
漏谷
三陰交
商丘
公孫
太白
隱白　大都

膻中
中脘
下脘
關元
中極

足太陰脾經

以促進體內糖分消化，供應身體肌肉養分；而當本經異常時，會引起噁心、心窩、胃腸不適、疼痛、排尿難、腿膝浮腫、失眠、便秘等。

【常用穴道】隱白、大都、太白、公孫、商丘、三陰交（回陽九針之一）、陰陵泉、血海等。

【平時保健】搓足三里、叩齒、轉舌吞津、浴胸、浴肚等。

【氣功的運用】脾胃互為表裡，胃強則脾健，而糖尿病之預防，有賴於胰島素之正常分泌，所以腹式呼吸法，再配以呼字音吐氣；呼屬脾，主中宮，呼字音去熱，中醫以熱邪引起的疾病；如身熱、煩躁、面紅、耳赤、口乾、舌躁、脾虛、氣弱、腹胃脹滿、腹瀉、水腫、肌肉萎縮、食慾不振、便血、女子血崩、四肢疲乏、心臟疾病、體有冷熱等症狀，勤練本功法有立竿見影之效。

（五）手少陰心經

　　手少陰心經屬丁火，起極泉，終少衝，多氣少血，午時（午間11~1時）注此，從臟走手，左右共十八穴。

　　【流注】心手少陰之脈，起於心中，出屬心系，下膈絡小腸；其支者，從心系上俠咽，係目系；其直者，復從心系卻上肺，下出腋下，循臑內後廉，行手太陰肺心主之後，下肘內，循臂內後廉，抵掌後銳骨之端，入掌內後廉，循小指之內出其端。

　　【觀察】《內經》：「心者君主之官，神明出焉。」又云：「心居肺管之下，膈膜之上，附著脊之第五椎，其合脈也，其榮色也，開竅於耳，又曰開竅於舌。」臟精於心，其華在面，其充在血脈，為

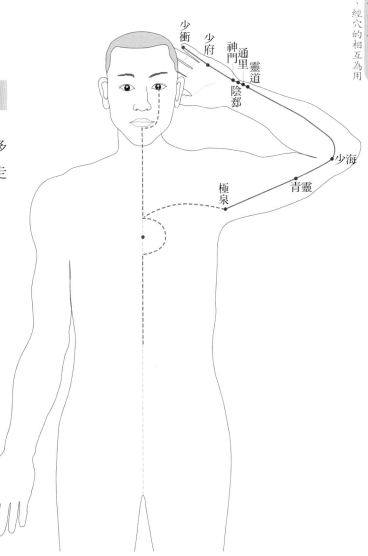

手少陰心經

陽中之太陽，通於夏氣。主血脈神志，且與汗液相關連。氣通三關（勞宮、湧泉、丹田）。《素問・五臟別論》：「五臟者藏精氣而不瀉也，六腑者傳化物而不藏矣。」心臟為五臟之首，諸臟皆通於此，聽其命令而活動。本經絡異常時，會有眼黃、心痛、胸悶、喉乾、指麻、臉充血等症狀。

【常用穴道】少海、通里、神門、少府、少衝。

【平時保健】甩手捶肩、揉捏五指、浴手等。

【氣功的運用】提肛呼吸法，並配合以「呵」字音吐氣；呵屬心，心主舌；呵字音下氣，中醫治理氣上逆之法也。呵治心病，舉凡：心悸、絞痛、失眠、健忘、出汗過多、舌糜爛、舌強、語澀等症狀均有效。又心屬火，夏日炎熱，所以子時練功，或早起練功，能平心火，此之故也。

（六）手太陽小腸經

手太陽小腸經屬丙火，起少澤，終聽宮，多血少氣，未時（下午1~3時）注此，從手走頭，左右共三十八穴。

【流注】小腸手太陽之脈，起於小指之端，循手外側，上腕出踝中，直上循臂骨下廉，出肘內側兩骨之間，上循臑外後廉，出肩解繞肩胛，交肩上入缺盆，絡心循咽，下膈抵胃，屬小腸；其支者，從缺盆循頸上頰，至目銳眥，卻入耳中；其支者，別頰上䪼抵鼻，至目內眥，斜絡於顴。

【觀察】《內經》：「小腸者受盛之官，化物出焉。」小腸職司營養吸收、排尿功能。而當本經絡異常時，會有眼黃、耳鳴、聽覺不好、喉腫、頭痛等現象。

【常用穴道】少澤、前谷、後谿、腕骨、陽谷、支正、肩外俞、天窗、聽宮。

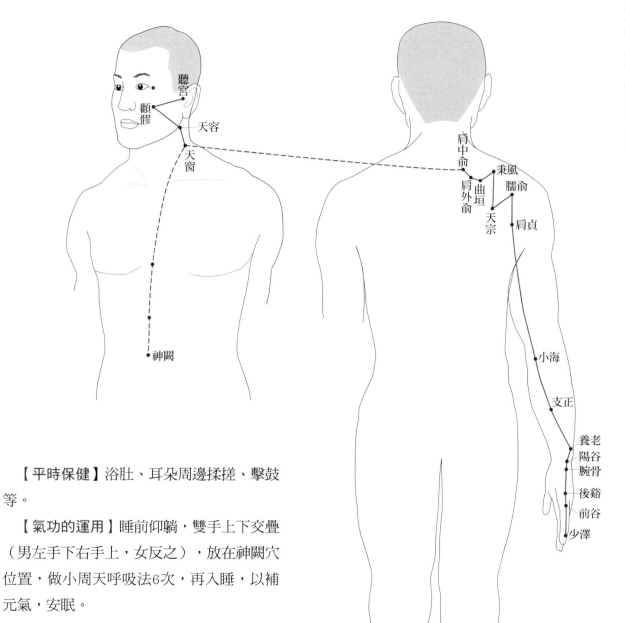

聽宮

顴髎

天容

天窗

神闕

肩中俞

秉風

肩外俞

曲垣

臑俞

天宗

肩貞

小海

支正

養老

陽谷

腕骨

後谿

前谷

少澤

【平時保健】浴肚、耳朵周邊揉搓、擊鼓等。

【氣功的運用】睡前仰躺，雙手上下交疊（男左手下右手上，女反之），放在神闕穴位置，做小周天呼吸法6次，再入睡，以補元氣，安眠。

手太陽小腸經

（七）足太陽膀胱經

足太陽膀胱經屬壬水，起睛明，終至陰，多血少氣，申時（下午3~5時）注此，從頭走腳，左右共一百二十六穴，穴位最多，為十二經絡之冠。

【流注】膀胱足太陽之脈，起於目內眥，上額交顛，其直者，從顛入絡腦，還出別下項，循肩髆，內俠脊，抵腰中，入循膂絡腎；其直者，從腰中下挾脊，貫臀入膕中；其直者，從髆內左右，別下貫腳，挾脊，內過髀樞，循髀外從後廉下合膕中，以下貫腨內，出外踝之後，循京骨至小趾外側。

【觀察】《內經》：「膀胱者，州都之官也，津液出焉，氣化則能出焉。」而本經主治消化、泌尿、生殖器官之疾病，而這些器官之健康與否牽連整個身體，而清心寡慾為健身之本，呼吸吐納尤為重要。

膀胱經是從頭經過肩膀背部腰部仙骨部，下行到臀部大腿小腿的背後，一直到腳的小趾頭，經脈最長，症狀亦多，它和呼吸、循環、消化、吸收、泌尿、排泄等系統的疾病有密切關係，而判斷此經絡是否有症狀，可以以中極、膀胱俞驗證，當中極或膀胱俞有疼痛等異常現象時，即代表膀胱或膀胱經有障礙，常見症狀以頭痛、浮腫、流鼻血、耳鳴、重聽、關節炎等，可以按壓有關穴道予以紓解。

另外中極（本經募穴）和膀胱俞（本經俞穴）也容易有症狀出現。本經穴多用於治療消化器官、泌尿器官、生殖器官之疾病，同時要以任脈之中極，及本經之膀胱俞為中心來進行治療。

本經實症宜用瀉法，於申時刺炙束骨，束骨為俞水穴，水生木為子，實則瀉其子。本經虛症宜用補法，於酉時刺炙至陰，至陰為

井金穴，金生水為母，虛則補其母。

【常用穴道】晴明、攢竹、玉枕、天柱、大杼（骨之會穴）、風門、肺俞、心俞、膈俞、肝俞、脾俞、胃俞、三焦俞、腎俞、大腸俞、小腸俞、委中（四總穴之一）、膏肓、譩譆、承筋、昆侖、京骨、通谷、至陰。

【平時保健】背摩後精門、梳頭功、甩手捶肩、浴肚。

【氣功的運用】每天清晨，面向太陽練氣壯山河全套功法（練至最後一式大周天呼吸法時，以「呵」音吐氣）。

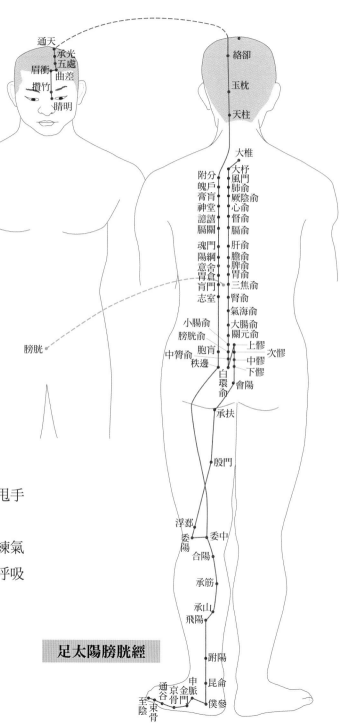

足太陽膀胱經

（八）足少陰腎經

足少陰腎經屬癸水，起湧泉，終俞府，多氣少血，酉時（下午5~7時）注於此，從腳走臟，左右共五十四穴。

【流注】腎足少陰之脈，起小趾之下，斜趨足心湧泉穴，出於然谷之下，循內踝之後，別入跟中，以上腨內出膕內廉，上股內後廉，貫脊屬腎，絡膀胱；其直者，從腎上貫肝膈，入肺中，循喉嚨，挾舌本；其支者，從肺出絡心，注胸中。

【觀察】《內經》：「腎者作強之官，伎巧出焉，其榮發也，開竅於二陰。」腎具有控制人體機能的作用，也是人體健康的指針。中醫認為腎藏精、納氣、主骨、生髓，主生殖，司二便，是人生三寶——「精、氣、神」之一的精氣貯藏處，主宰身體重要臟器，地位重要，所以節慾養生是強精固腎不二法門。

而此經絡發生異常時，會臉黑無光、口乾頭暈、喉腫、心窩無力、腳底灼熱而疼痛、腰痛、消瘦等。另外京門和腎俞會出現壓痛或硬塊，這都與肝腎心肺諸臟有關，也是診治要點。

【常用穴道】湧泉（回陽九針之一）、然谷、太谿（回陽九針之一）、照海、復溜、通谷、幽門、俞府。

【平時保健】叩齒、浴胸、浴肚、搓足三里、搓湧泉穴、背摩後精門、甩手捶肩、翹腳小便等。

【氣功的運用】提肛呼吸法，蓋提肛即縮胃腎，在運作過程中，外陰與內陰都受到牽動，效果最為直接。再配合以「吹」字音吐氣，吹屬腎，主腰肚；吹字去風，風者，中醫稱疾病起因六淫之一，寒屬陰邪，易傷陽氣而影響氣血活動，如惡寒、發熱、無汗、

腰腿無力或冷痛、目澀健忘、潮熱盜汗，頭暈、目眩、耳鳴、男子遺精、陽萎、早泄、女子夢交、宮寒、牙根鬆動、脫髮等症狀。又腎屬水，水怕寒，季節屬冬，腎主臟精，故冬季多練吹字功以固腎，腎強則百病輕生。勤練本功法皆可改善之。

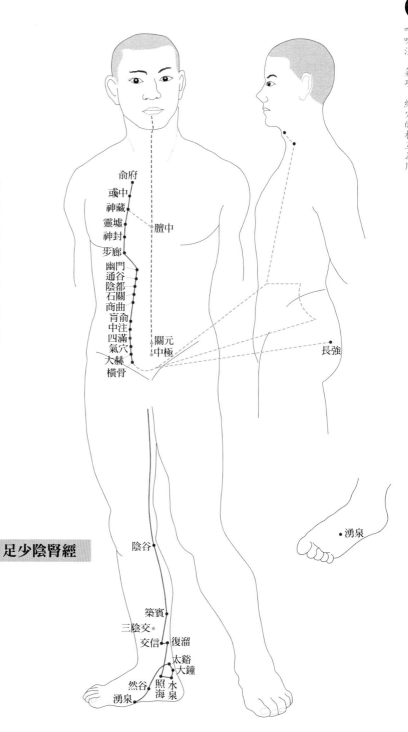

足少陰腎經

俞府
彧中
神藏
靈墟
神封
步廊
膻中
幽門
通谷
陰都
石關
商曲
肓俞
中注
四滿
氣穴
關元
中極
大赫
橫骨
長強

陰谷

築賓

三陰交
交信
復溜
太谿
大鐘
然谷
水泉
照海
湧泉

湧泉

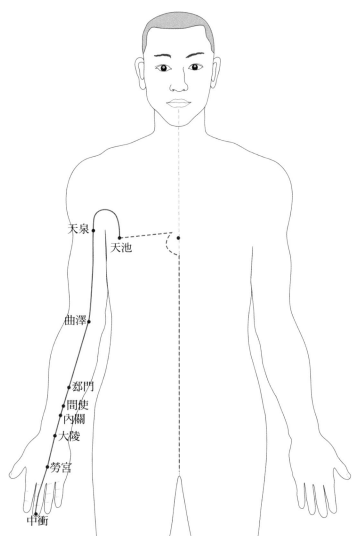

手厥陰心包經

（九）手厥陰心包經

手厥陰心包經配腎屬相火，起天池，終中衝，多血少氣，戌時（下午7~9時）注於此，從臟走手，左右共十八穴。

【流注】手厥陰心主包絡之脈，起於胸中，出屬心包絡，下膈歷絡三焦；其支者，循胸中出脅下腋三寸，上抵腋下，循臑內，行太陰少陰之間，入肘中，下臂行兩筋之間，入掌中，循中指出其端；其支者，別掌中循小指次指出其端。

【觀察】心包經沒有一個專屬器官，它是黃脂裹著「心」，有細筋膜如絲與心肺相連，如果說心是人體的君主，心包尤如宰相，地位重要。而養心在靜，更宜從寡慾著手，吐納法靜坐與揉捏五指甩手捶肩，均有助於

本經諸症之維護。

心包經是心臟的保護機構，接受心臟的旨意而行事，當本經絡異常時，會出現臉部通紅、眼黃、心悸、心窩痛等症狀。而本經募穴膻中，俞穴厥陰俞附近也容易出現症狀，可一併加以注意。

【常用穴道】天池、天泉、曲澤、郄門、間使、內關、大陵、勞宮（回陽九針之一）、中衝。

【平時保健】摩擦雙掌、甩手捶肩、揉捏五指、浴手、搓湧泉穴。

【氣功的運用】提肛呼吸法，並配合以「呵」字音吐氣，呵屬心，心主舌；呵字音下氣，中醫治理氣上逆之法也，呵治心病；舉凡：心悸、絞痛、失眠、健忘、出汗過多、舌糜爛、舌強、語澀等症狀，均有效。又心屬火，夏日炎熱，所以子時練功，或早起練功，能平心火，此之故也。

（十）手少陽三焦經

手少陽三焦經配心包絡屬相火，起關衝，終耳門，多氣少血，亥時（下午9~11時）注於此，從手走頭，左右共四十四穴。

【流注】三焦手少陽之脈，起於小指次指之端，上出次指之間，循手表腕，出臂外兩骨之間，上貫肘，循臑外，上肩而交出足少陽之後，入缺盆，布膻中，散絡心包，下膈循屬三焦；其支者，從膻中出缺盆，上項俠耳後，直上出耳上角，以屈下頰，至䪼；其支者，從耳後入耳中，出走耳前，過客主人前交頰，至目銳眥。

【觀察】《內經》：「三焦者，決瀆之官，水道出焉。」三焦乃六腑之一，是體內氣化活動和輸補水精養分，以及排泄廢料的臟腑之一，中醫認為上焦心肺也，位膻中，為

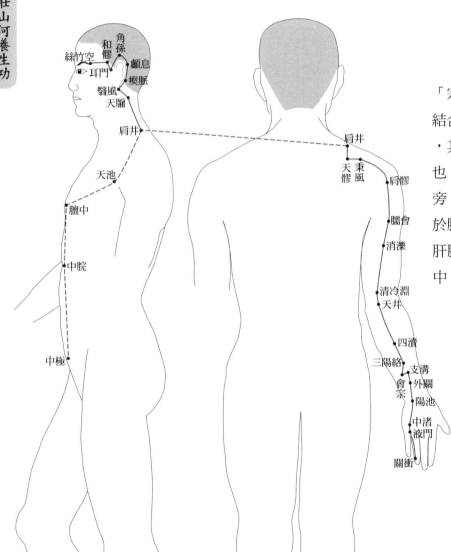

絲竹空
角孫
和髎
顱息
耳門
瘈脈
翳風
天牖
肩井
天池
膻中
中脘
中極

肩井
天髎 秉風
肩髎
臑會
消濼
清冷淵
天井
四瀆
三陽絡 支溝
會宗 外關
陽池
中渚
液門
關衝

手少陽三焦經

「宗氣」（水穀的精微和吸入大氣結合而成，是中、下焦的推動力），其治在膻中，主呼吸；中焦脾胃也，為「營氣」之所居，其治在臍旁，飲食穀化之處，而水穀精氣注於肺，以潤十二經，主消化；下焦肝膽，位膀胱上口，小腸以下之胃中，其治在臍下，主排池。舒理三焦可以預防心肺疾病，促進飲食消化與吸收，改善肝腎功能，調節內分泌，強化五臟，改善體質。

在中醫醫學上，三焦一直被認為是後天元氣之入處，也即人自出生開始，即吸取天之處（元氣）和地之氣（五穀）經呼吸、消化運作，再送到五臟六腑，使承自父

母先天之元氣得以滋潤維持，是身體三個重要熱源。

本經絡異常時，臉會發熱、發紅、眼黃、心悸、水腫、心窩痛，以及從胸至側腹會有疼痛麻痺現象。而智者治未病，身體健康宜由平時著手。

【常用穴道】關衝、陽池、外關、支溝、天井、天髎、翳風。

【平時保健】浴胸、浴肚、甩手捶肩。

【氣功的運用】大周天呼吸法，並配合以「唏」字音吐之。唏屬三焦。唏音去火，三焦主相火，是全身通氣道路，與各臟腑、經絡、生理關係密切；三焦不和，常見氣機阻塞、耳鳴、眩暈、喉痛、咽腫、腹脹、胸悶、小便不順等症狀，勤練有效。

（十一）足少陽膽經

屬甲木，起瞳子髎，終竅陰，多氣少血，子時（夜間11~1時）注此，從頭走腳，左右共八十六穴。

【流注】膽足少陽之脈，起於目銳眥，上抵頭角，下耳後，循頸行手少陽之前，至肩上卻交出手少陽之後，入缺盆；其支者，從耳後入耳中，出走耳前，至目銳眥後；其支者，別銳眥，下大迎，合手少陽抵於䪼，下頰車，下頸合缺盆以下胸中，貫膈、絡肝、屬膽，循脅裡，出氣街，繞毛際橫入髀厭中；其直者，從缺盆下腋循胸，過季脅，下合髀厭中，以下循髀陽，出膝外廉，下外輔骨之前，直下抵絕骨之端，下出外踝之前，循足跗上入小趾次趾之間；其支者，別跗上入大趾之間，循大趾岐骨內，出其端，還貫爪甲，出三毛。

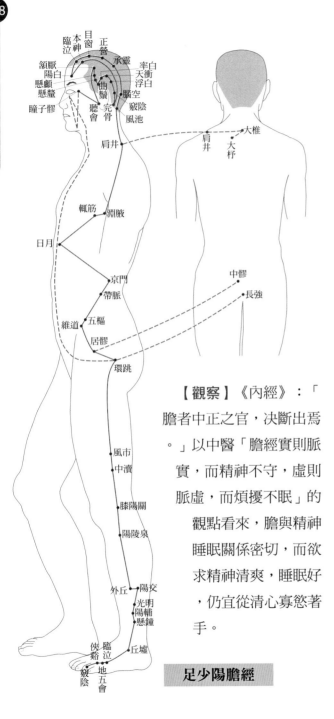

目窗
臨泣 本神 正營
頷厭 承靈
陽白 率白
懸顱 天衝浮白
懸釐 曲鬢 腦空
瞳子髎 聽會 竅陰
完骨 風池

大椎
肩井 大杼
肩井

輒筋 淵腋

日月

京門
帶脈 中髎
長強

維道 五樞
居髎

環跳

風市
中瀆

膝陽關
陽陵泉

外丘 陽交
光明
陽輔
懸鐘

臨泣 丘墟
俠谿 地五會
竅陰

足少陽膽經

【觀察】《內經》：「膽者中正之官，決斷出焉。」以中醫「膽經實則脈實，而精神不守，虛則脈虛，而煩擾不眠」的觀點看來，膽與精神睡眠關係密切，而欲求精神清爽，睡眠好，仍宜從清心寡慾著手。

中醫認為膽是幫助肝的器官，所以有「肝膽相照」的說法，當發現頭痛、心窩痛、胸痛、側腹痛、股關節疼痛、發燒、發寒、出汗，這都是本經絡發生異常。此時當以「日月」及「膽俞」為中心，從心窩以下沿經絡加以按壓，即可消除硬塊或酸痛。

【常用穴道】瞳子髎、聽會、上關、頷厭、懸顱、頭竅陰、完骨、頭臨泣、腦空、風池、肩井、日月、環跳、風市、陽陵泉、陽輔、懸鐘（髓之會穴）、丘墟、俠谿、足竅陰等。

【平時保健】背摩後精門、揉壓太陽穴、搓足三里。

【氣功的運用】大周天呼吸法，配合以「噓」字音吐氣。噓以散滯，滯者多見顏面氣色晦暗，眼赤多淚；故噓氣以治肝，以肝膽一體故也。

（十二）足厥陰肝經

屬乙木，起大敦，終期門，多血少氣，丑時（清晨1~3時）注此，從腳走臟，左共右二十八穴。

【流注】肝足厥陰之脈，起於大趾聚毛之上，上循足跗上廉，去內踝一寸，上踝八寸，交出太陰之後，上膕內廉，循股陰入毛中，過陰器，抵小腹，俠胃，屬肝，絡膽，上貫膈，布脇，循喉嚨之後，上入頏顙，連目系，上出額與督脈會於顛；其支者，從目系下頰裡，環唇內；其支者，復從肝別貫膈，上注肺。

【觀察】《內經》：「肝者將軍之官，謀慮出焉。」另外有「肝以眼為穴，人眠則血歸肝」之說，是以養肝在眼、養肝在節；節有二義：一節慾也，二節怒也，當然節勞也很重要，勞心勞力也都傷肝，而不使肝臟產

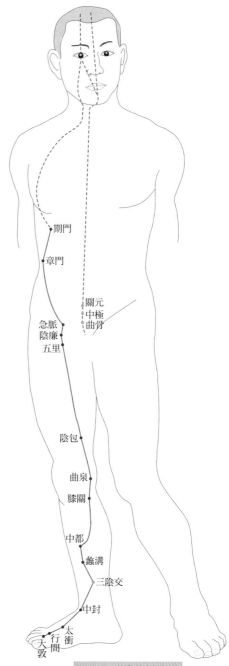

足厥陰肝經

生病變，仍宜從「養」著手，呼吸吐納、靜坐養生是不二法門。

肝經為重要臟器的經脈，牽連極廣。而當本經異常時，最常見者：顏面污黑、雙眼青、白無光澤、口渴、胸悶、嘔吐、發燒、排尿困難、易疲勞、生殖器官、泌尿系統問題等，而肝腎本一家，肝屬木，腎屬水，木枯易生風、熱，而導致血壓高，易中風，宜從養肝補腎著手。

古醫論云：筋者，筋膜，主聯絡關節，周身肌肉之一收一縮一張一馳，皆令人體諸關節活動自如矣。《素問‧痿論》云：「肝主身之筋膜。」大凡肝者之所以主筋，乃人體周身筋膜之養分皆需依托於肝血供給矣，肝血充盈，筋膜則可之養也，運動方感力足矣，若其肝血欠足，血不養精，則筋之活動功能便告退化，諸如年老花中之人，動作遲緩鈍濁運動不靈，步履無力，此乃肝不養筋之致矣。

【常用穴道】大敦、行間、太衝、膝關、曲泉、陰廉、章門、期門。

【平時保健】背摩後精門、揉搓足三里、搓湧泉。

【氣功的運用】氣壯山河之「天人合一」及「移山倒海」；以大周天呼吸法配合以噓字音吐之。噓屬肝，噓以散滯。滯者多見顏面氣色晦暗，眼赤腫昏眩多淚；故噓氣以治肝，肝屬木，木旺盛於春，春天樹木發芽生枝，其氣上升，而人體則易發生肝陽上亢，頭暈目眩、兩脅脹滿、性煩躁、慢性肝炎、肝硬化。又肝木克脾土所引起之食欲不振、胸背脹滿等症狀練此有效，再者肝硬者春天病情若加重，勤練噓字功有平衡作用。

（十三）任脈

　　本經屬奇經八脈之一，腹部中行，起會陰，終於承漿，凡二十四穴，為陰脈之海，婦人養生之本。其中：會陰、氣海、神闕、中脘、膻中、璇璣六穴是道家內功關竅。

　　【流注】《素問‧骨空論》：「任脈者起於中極之下，以上毛際，循腹裏，上關元，至咽喉上頤，循面入目。」

　　【觀察】任脈起於中極之至陰，而穴位自會陰始，迄於唇下之承漿，為陰脈之海，統管六大陰脈，是婦科要穴，凡婦科疾病以臍下區域穴道為主，當本經絡異常時，腹裏疼痛結塊、婦人血不足、白帶、乳房疼痛、產後腰痛、虛冷、男子以七疝為多。吾國古代道家，鍊丹修道以掃除雜念為本，以靜養為要，而練丹以吐納

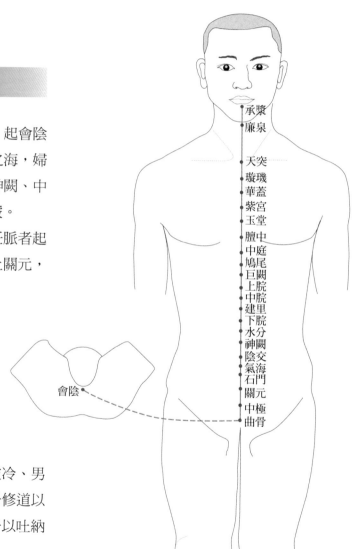

承漿
廉泉
天突
璇璣
華蓋
紫宮
玉堂
膻中
中庭
鳩尾
巨闕
上脘
中脘
建里
下脘
水分
神闕
陰交
氣海
石門
關元
中極
曲骨

會陰

任脈

法通任督（小周天）為基礎，任督通，則百病不生，尤其是婦女諸疾多在腹部，所以小周天呼吸法是不二法門。

【常用穴道】會陰、曲骨、中極、關元、石門、氣海、陰交、神闕、水分、中脘（回陽九針之一）、上脘、巨闕、鳩尾、膻中、璇璣、天突、承漿。

【平時保健】浴肚。

【氣功的運用】睡時仰躺，雙手上下交疊放在「關元」穴位置，並以「呬」字音做小周天呼吸法6次，再入睡，有補元氣、防止邪氣入侵、安眠等功能。

（十四）督脈

本經屬奇經八脈之一，起於兩陰之間的會陰，循背直上，經頭頂百會下迄於上唇之齦交，為陽脈之海，足少陰少陽之會，道家內功關竅以：長強、命門、脊中、靈台、大椎、腦戶、百會為主。本經共二十七穴。

【流注】《素問‧骨空論》：「督脈者起於少腹以下骨中央，女子入系廷孔，其孔溺孔之端也。其絡循陰器，合篡間，繞篡後，別繞臀，至少陰與巨陽中絡者，合少陰上股內後廉，貫脊，屬腎，與大腸起於目內眥，上額，交顛上，入絡腦，還出別下項，循肩髆，內俠脊，抵腰中，入循膂，絡腎。其男子循莖，下至篡，與女子等。其少腹直上者，貫臍中央上貫心，入喉上頤，環唇，上繫兩目之下中央。」

【觀察】督脈為諸陽之海，統管六大陽脈

，自古以來道家修練者，無不以通任督為最基本要求，小周天呼吸法為不二法門，而練功以修心為本，修心以靜養為要，清心寡慾也不可忽視。

本經異常時，常見；手足硬縮、痙攣、震顫、抽筋、言語困難、癲癇、癲狂症、頭痛、眼充血腫痛、腰背疼痛、頸部僵硬、手腳麻痺、性器障礙、消化系統、呼吸系統、不孕症等。

【常用穴道】長強、腰俞、命門、身柱、大椎、啞門（回陽九針之一）、風府、腦戶、百會、前頂、顖會、上星、神庭、水溝。

【平時保健】梳頭功、搓脖子、背摩後精門、甩手捶肩、浴肚、吐納法等。

【氣功的運用】睡時面向左側躺，左手放在「神闕」，右手放在「命門」穴位置，練小周天呼吸法，同樣以「呬」字音吐氣，與任脈之呼吸法有同工異曲之妙。

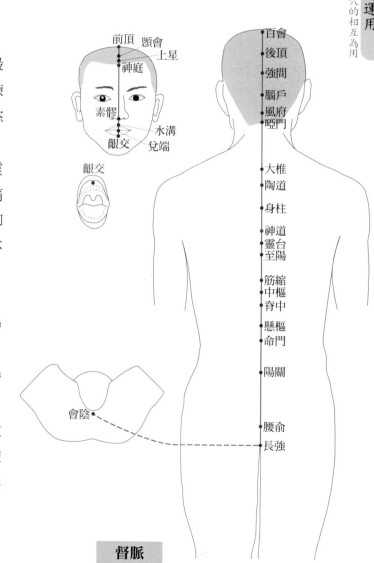

督脈

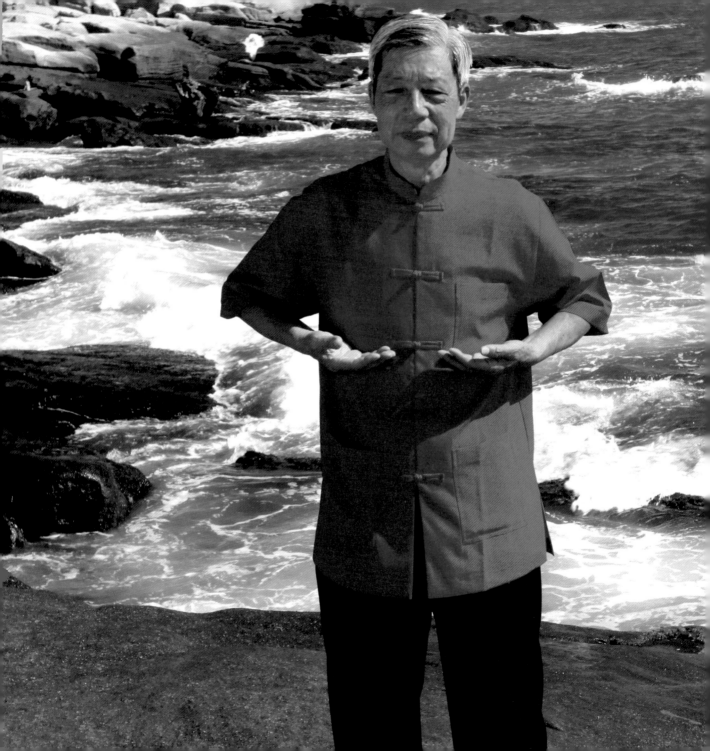

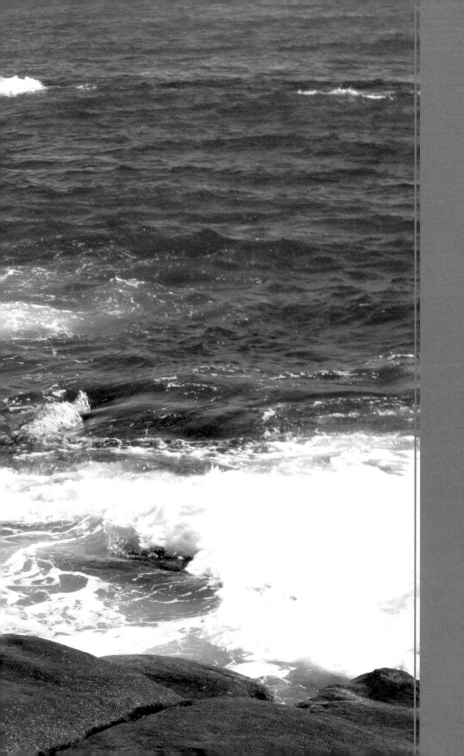

第四篇

學員分享

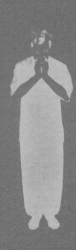

喚醒睡著和老化的器官

人一進入古稀之年，身體的毛病逐一出現，人生的生、老、病、死這是每個人都無法避免的事，而當我正在為不速之客：飛蚊症、眼睛乾澀、脹氣、膝蓋酸痛、腰酸背痛的事煩惱時，2000年5月，台北縣板橋體育場正舉辦「穴道自療法，教您怎樣不生病」課程，我就報名參加了。

開始時，老師介紹「穴道健身功法30招」的功能：這套功法之所以有效，因為它是在做：(1)體內的水溝的清道夫工作；(2)臟器維修保健工作；(3)喚醒睡著和老化的器官，繼續為我們服務；(4)自體可能產生能量以維護身體健康。只要大家認真練，很多慢性疾病可以在三個月內得到75%的改善。

當時我也只抱著試試看的心情，聽聽就好，做做看再說。不想三個禮拜不到，我的飛蚊症居然好了80%，這一發現，也證明了老師所言不虛，這樣一來，我每天更認真練功，學期結束，困擾我多年的「脹氣」問題也獲得改善，真使我喜出望外。

初級班結束，緊接著上進階班，進階班教授大、小周天呼吸法和氣壯山河養生氣功。以前總認為練大、小周天呼吸法很難，難於上青天，更不敢奢談打通「任督兩脈」了，而老師不藏私，在短短不到四個月時間，就讓我「心悅誠服」，知道怎樣引導氣循著背脊遊走，經過不斷的練習，我既有的疾病，也得到百分百的改善，所以進階班結束，老

師說要培訓師資人才，我也報名參加。在受訓過程中，老師常提醒我們：要當助教、老師之前，要先看看自己的「看板」做好了沒有？如果當助教、老師的人，面色不好、常常生病，怎樣去說服別人相信功法有效呢？老師也常常勉勵我們這批準老師們要有「水漲船高」的觀念：如果不將所學傾囊相授，教出來的學生沒有成就，老師也高不到哪裡去，要知道老師現在是「船」，而學生就是「水」，水不漲，船怎會高。老師的話，我銘記在心，現在我雖年近八十，在上課時，也不敢倚老賣老。

拿到老師所頒授的「穴道自療法，教您怎樣不生病」講師證書後，經過一年的實習試教，受到老師的肯定，現在我也從事「穴道自療法，教您怎樣不生病」的推廣工作，樂在其中。

在教學過程中，從學員的心得分享中，也能印證老師教授的功法確實值得大家學習。

學了老師的功法，不僅僅是自己受益，連家人也跟著受益，子女不必再為我身體擔心，現在還可以常常陪著老伴到處遊山玩水，彌補年輕時未竟之願。

賴朝甲

中華自我保健推廣協會理事長

生活化的養生氣功

養生的目的是讓自己能夠擁有健康快樂的生活。範圍包含飲食、運動、作息、穿著、環境、心理等面向,當我們願意關心自己的健康時,就會培養出有利於養生的生活態度,再形成一套有效可行的生活方式,長期實踐自然就會見到功效。

《孫靜夫教你不生病》的穴道健身功法30招,和《孫靜夫氣壯山河養生功》九式氣功是屬養生的運動部分。30招基本功的第一式摩擦雙掌,一般人在天冷時不自覺就會用上,看起來也不起眼,但卻是穴道自療和氣功的基礎,我們手掌有三條經脈,手背也有三條經脈,手掌上佈有許多穴道和全身相關的反應區,當我們摩擦雙掌時不但可以疏通經絡,同時也產生熱能和氣感,使其他按摩動作更容易發揮功效。

等我們將30招基本功練得有些心得後,再練氣壯山河這一套養生氣功才容易上手。現在孫老師新出版這本書,是將自己練習和教學的心得濃縮而成,這套功法的招式不再以手按摩推揉身體,而是以呼吸吐納按摩內臟,練功時要動作柔軟、全身放鬆、呼吸順暢,才容易有氣感,透過動作導引氣的運行,由身體內部來疏通經絡。

本書還提到其他相關的呼吸法,但以腹式呼吸為基礎,等練出氣感之後,其他的呼吸法自可迎刃而解,千萬急不得。從事氣的共振實證研究的學者王唯工教授,在其《氣的樂章》(大塊文化出版)一書中提到,練氣在鍛鍊循環器官,同時也是重要的心肺強健方法,胸式呼吸可以擴張肺葉活動,幫助血擠出右心室,增強肺臟血液迴圈的功能;腹式呼吸則可促進靜脈的血液回流,減輕左心室的負擔,當靜脈的血液回流良好,就是中

醫理論的心腎交，所以腹式呼吸具有補腎的功能。此一觀點，正可指出孫老師氣壯山河這套功法，具有促進經絡通暢的功效。

以下提出幾點做法，對落實養生功法或有助益：

一、用心——依個人最方便的時間認真練功，練功時要心情平靜，專注在動作上，能達到類似禪定的狀態最好。

二、生活化——除了正常練功以外，將功法融入生活中，例如坐車、開會時可按合谷、揉手指；刷牙洗臉時彎膝勝於彎腰；平日即以腹式呼吸為主，以心與氣相守於丹田，於是在行住坐臥中皆在進行養生。

臥式：仰臥時全身放鬆，體會像嬰兒睡覺時腹部起伏的狀態，最容易上手。再向右側身（吉祥臥），自然入睡。

立式：練功先以微蹲式入手，將全身放鬆，透過降低身形，引氣沉入丹田，呼吸細長靜慢，以心與氣相守於丹田，較易得氣。

行走：步履沉穩、踏實，足心貼地。

端坐：脊梁要正，雙腳踏地。

三、成長團體——透過社團、協會這類的團體，可以互相砥礪，互相提攜，讓學習更輕鬆，容易持續下去。

孫老師在1998年成立了中華自我保健推廣協會，幫助人們做自我保健運動，以脫離病痛，使大家都能活得健康快樂、長壽與尊嚴，陸續在台北、嘉義、台中、南投、新竹開班授課，並在台北市中和社大、大同社大、中正社大、嘉義社大開班，讓同好有個良好的學習環境，歡迎有志學習者多加利用。

賀新民

中華自我保健推廣協會祕書長

無心插柳柳成蔭

早年，我是一個從頭到腳都有病的人。南來北往，看遍中、西醫，卻無法根除身體的病痛。當時，我一直想著用什麼方法，才可早日恢復健康。從未想過居然有一天自己會站在講台上，傳授孫老師提倡的穴道健身功法30招和氣壯山河養生功。

幾年前，孫老師創辦的中華自我保健推廣協會，主辦師資訓練課程時，我得到家人的支持與認同，心無旁騖、毫無罣礙的加入師資培訓行列。

上課時，孫老師不斷地耳提面命，要求我們這些準備上台教導別人練氣功的準老師們，一定隨時隨地保持容光煥發的神采，這樣才能說服別人，帶動別人的學習意願。受訓結束之後，接著開始試教的淘汰賽，最後，終於通過孫老師的考核，拿到師資及格證書。我想，該是回饋社會的時候了。孫老師不是常說，學會了要將這一份情傳給有緣人，讓每個人的身體得到健康，家庭和樂，使得社會更加祥和嗎？

初級班的課程屬於動功，只要勤加練習，對於身體毛病的改善，很快就會顯現出來，所以，學生們比較能感受到明確的成果。

進階班則是氣壯山河養生功，也是真正踏入氣功的領域，可是，呼吸吐納看似簡單，卻有它的困難度。練氣功，如果一天捕魚三天曬網，想要學會並不那麼簡單。學氣功不在於入門的早晚，而在於是否經常練習，所謂功到自然成，功不唐捐，就是這個意思。

我自己在練氣壯山河養生功時，可說每一次的感受都不同，而且跟當下的心情和精神狀態有絕對關係，在心情和精神都很好的狀

況下，練功的成果很不可思議。有一次當我練到移山倒海時，兩隻手在運轉，整個人好像一團火球在旋轉，而且不覺得熱，反而通體舒暢，真是不可思議。

更奇妙的是每次練氣壯山河功法或呼吸吐納，都能感受到頭頂百會穴和腳底湧泉穴有東西在進出，這種感覺只能意會，實在很難言傳。

練氣功的體驗，只有自己去練習、體會，才能說出那種不可思議的感覺，否則，想掰也掰不出來。在教學過程中聽到許多學員分享身體的病痛改善，甚至痊癒的情況，讓我感到與有榮焉。

上課之餘，我常告訴學員們，如果學得很好，不能自大，切記人外有人、天外有天，更要內斂、謙虛，就像稻子成熟時，那些稻穗飽實豐碩的，一定是垂得更低的。

總歸一句話，教學沒什麼訣竅，看自己用什麼樣的心態才最重要。我抱持的想法是，自己沒什麼了不起，只是比學員先學了這套功法，有緣跟他們互相切磋、分享，這是前輩子修來的福氣，值得互相珍惜。

我的「五心座右銘」，就是細心、耐心、熱心、用心、平常心。把學員當成自己的家人，真心的付出，學員絕對可以感受得到我們的關懷。

莊若蘭

台北市中正社區大學教您怎樣不生病講師
中華自我保健推廣協會常務理事

要健康，練「氣壯山河養生功」準沒錯

跟孫靜夫老師結識於九年前，當時，我剛剛從新聞工作退休下來，但是，退休後，還是接了一些翻譯和寫作的個案在做，反而用手敲打電腦的時間比正式上班還要多，由於一時疏忽，坐姿不良，所以，沒有多久我的左手腕關節便常常隱隱作痛，而且，也出現五十肩的症狀。

正為身體毛病傷腦筋的時候，幸運地認識了孫老師，於是，因緣際會跟他學習穴道按摩30招。經過三個月的學習和勤練之後，孫老師要我幫忙當助教。投入短暫的助教工作，教學相長之際，一些肩膀和腕關節的毛病，居然不藥而癒。

同年秋天，孫老師又帶我南下去拜會他的老師郭正道教官（當時，郭老師還在嘉義大學任職），討論一些練功的問題，讓我對於氣功有更深一層的體會。

隔天早上，孫老師一早起來，帶著我到嘉義大學的校園練功，他簡要地教導我「氣壯山河養生功」。我一面看，也一面跟著比劃比劃。記得，孫老師還表示：「氣壯山河養生功」是進入氣功的初階功法。

後來，我有空就按照筆記所示一節一節地練，剛開始，並無法記得全部功法的先後次序，所以，有時候只能將記得的部分多做一些，後來，才慢慢將整套功法記下來。

練氣壯山河這個功法，會有很強烈的氣感，後來，我就運用手中的氣幫媽媽調理，這是以前從未想過的「成就」，手中有氣，可以發揮的作用真的不少。

剛開始學穴道按摩和氣功的時候，資質魯鈍的我，對於氣功可以治病，感到無法理解

。但隨著自己練氣之後，慢慢體會到「氣」在身體運轉、移動、旋轉等各種感覺之後，有一天又剛好讀到《內經・素問》，有一段話寫道：「邪之所湊，其氣必虛，正氣存內邪下可干，氣為血帥，氣行則血行，氣血通則疾病自癒。」我才恍然大悟。

後來，我又看過一本書《健康氣功》，作者也提到：「經絡者，氣血運行之通路，為了維持人體各個組織器官的正常生理活動，氣血的滋養是必要的。氣血就是透過經絡運行至全身，將營養成分輸送給全身的臟腑、組織和器官，進而達到防禦外邪的作用。至於，經絡則包括十二正經、奇經八脈和十五絡脈等。」至此，我終於打開氣功與中醫治病之道理的任督二脈。

原來是這麼一回事，平日練氣，所練出來的「真炁」，就是治病的「工具」。這個工具，可以也可稱做是身體的「能量流」，這就是身體健康的守護神。

所以，親愛的讀者，請別小看「氣壯山河養生功」，這個功法練成了，或許可以讓你體會到真炁在體內流動的感覺，所謂「意到氣到」也好、「意氣相依」好罷。練到這樣的境界，就是功到自然成。

因此，在此誠懇地建議有心於提升氣功功力者，不妨有空就經常練習比劃比劃，日久之後，必然會有不可思議的效果。

鄭清榮
前中時晚報國外部主任

用了「孫氏面霜」

說到能上孫老師穴道按摩的課程，只有「因緣俱足，水到渠成」足堪形容。原本對穴道按摩就有興趣的我，2004年3月在報上看到一篇有關老師養生氣功的報導，就到書局買了一本《孫靜夫健康之道》，拜讀之下，對老師所提倡穴道按摩要自己做、自助才能助人的觀念，與求人不如求己的理念深感贊同，迫不及待地撥了電話給老師，而開啟我通向健康之門的大道，一路走來，萬分感恩老師無私的教導，更慶幸自己重拾健康。

2004年5月每個禮拜六上午，老師帶領四位助教和師母，老遠從從台北開車到豐田社區上課。我們一群六人遠從南投來，跟台中地區的同學比，我們算是遠道而來，但如果和台北比，又是小巫見大巫了。我們受老師的熱情感動，學習得格外認真，初級班結束後，原來不容易排汗的我終於體會到什麼叫「汗滴禾下土」的舒暢感受。

前陣子朋友來，問我擦了什麼牌子的保養品，怎麼看起來容光煥發，就連臉上的黑斑也日漸淡化。我笑稱是「孫氏面霜」，市面上有錢買不到，要靠自己努力DIY，朋友心動之餘，也跟著報名參加學習。我們這群人從初級班、進階班，到師資培訓班，都戰戰兢兢地學習，不敢絲毫懈怠。

2004年接觸老師的功法以來，匆匆已過了5年，在功法上不敢說自己有多大的精進，但至少懈怠的心不曾有過。常用「你練功了嗎？」代替了「你吃飽了沒？」這就是我們這群練功的夥伴，彼此督促激勵對方的問候語，30功法是基本動功，呼吸三式和靜坐更是每日必練的靜功，在動、靜功同時並

行雙管齊下之後，帶來了意想不到的效果，不僅把鼻子過敏的陳年宿疾治好，更在最近健康檢查報告出爐後，發現B型肝炎指數竟然已恢復正常。這對我來說真不啻中了樂透彩，因為就算擁有千年之財也比不上擁有一個健康的身體啊！

這些都是我個人在功法上親身體驗，其實在功法上的學習，我一直抱持著一顆無所求的心，從來沒有想過練功會給我帶來什麼好處，就像個傻子般默默地練，結果當真是傻人有傻福，因此在大里社大教學期間，每遇有學員問起身體的毛病，該練什麼功法才會有所改善？我都答以老實練功就是唯一的方法，昔時大禹治水用疏導的方法來代替鯀的圍堵之法，終於弭平了水患，同樣的方法用於練功之上也是妙用無窮。如果偷懶只想頭痛醫頭腳痛醫腳，終不是治本之法，唯有腳踏實地以動靜功相輔而成，氣血暢通後身體上的毛病自然就不藥而癒。只可惜現代人一切都求速成，往往耐心、毅力不夠，雖知功法的好處，卻少有幾人能堅持到底，到頭來仍然是落了一句「入了寶山，卻是空手而回」的俗諺，實在是可惜。

今年暑假，老師在台中文山社區大學開了一門銀髮族穴道按摩的課程，對我們這群台中地區的學員來說真是喜出望外，老師在功法上的精進不懈，是我們這群學生努力的標竿，說得再多都不如親身力行，這就是我對功法所下的註解。

簡妙如

中華自我保健推廣協會南投市聯絡處負責人

氣壯山河，心靈饗宴

我們必須培養「智者」的心態，來修練氣壯山河養生功。因為氣壯山河養生功是智慧的結晶，非一般的知識。何謂「智者」？遇事不惑者也。

「智」就是知加上日而成的，也就是說；發現了好知識之後，能天天潛修精練、矢志不移的實踐，昇華成為性格的涵養與沉澱成為智慧的結晶。也即：理智、才智、睿智。

練氣壯山河養生功，動作簡單、方法易學，唯有練者自行體會與領悟。浩瀚之氣，佈滿宇宙，有千山之雄偉、萬水之奔騰，動靜皆宜，取之不盡，用之不完。心不著氣、若無若虛，常保身心合一，珍惜當下，融入生活，事事感恩，時時回饋，妙用無限，其樂無比。

第一式：天人合一

是要練氣、修行者，培養與自然結合的情境與意境，當以天地為師，自然為父的的修為與情操，善用自然與天地能量，常存上氣達天，下氣通地，以一貫之，身心合一，將陰陽兩極化成無限圓滿的無極境界。成為一個有益自然、有益社會、有益於他人、有益於自身的人，發揚儒家的中庸之道。

一心誠敬：是祈求上蒼賜給能量與感謝上天之意，進而推廣做人常保愛敬存心，慈悲為懷。學者要達到「柔聲（身）下氣」，也正是待人處世的法則。

氣吞日月：是要練氣者養成虛懷若谷，學天之高而不驕，地之厚而不棄，放大肚量與心量。氣吞日月另一個意涵就是日月貫頂，練氣之時心中默念，日月能量由百會穴灌入上丹田、中丹田、進入下丹田為我所用，即成為氣在我中的另一番境界，其妙無窮。

劍穿大地：練氣者將身中之廢氣，化成一股劍氣隨動作彎腰之勢歸還大地，藉著氣的

排出、補充、循環、平衡的功能，達到最佳境界。

第二式：移山倒海

用移山倒海來啟示我們能量可以轉換，借力使力，任何的時間、空間都能創造出無限的能量，人不要妄自菲薄，自己設限，勇敢伸出愛心的雙手。進一步說明身體帶動雙手做一個大圓的活動，雙手的感應力道是持續不變的，在在告訴我們圓周上的潛在能量，是不容易被發現，做人、處事應以圓融、包容為原則。

古人說「曲則全」之道理不是更明白了嗎？學習移山倒海之後希望我們站在圓周上隨時發揮最佳狀況，迎接任何挑戰。

第三式：火輪雙飛

雙手化作火輪是能量的昇華與擴大。氣壯山河的每一式均在啟示我們潛力無窮，有志者皆可成。練火輪雙飛是要讓身體的氣貫通天地之間。屏除心中的我執、我見，展現寬宏的肚量。

第四式：左右乾坤

乾坤本是《易經》上的兩個卦名，借稱天地、男女、夫婦、日月、陰陽等。《道德經》說：「天得一以清，地得一以寧，神得一以靈，谷得一以盈，萬物得一以生。」故要求修練者專心一致。此式著眼於調和四方，全身上下之氣臻於至善、圓滿，大同境界。

第五式：雙丹練金

本功法著重在中丹與下丹兩處，要求修練者達到人生追求的目標與最終的成果。

「金」即黃金也，世人皆愛金，愛其價，當成寶。修道者，學其性，修成果。金極具兼容性，代表了：實實在在，不虛偽，擇善固執，有始有終，普及大眾，利益共享。有志者，亦若是。修練者，當培養金之風範：專心、純真、矢志不移、寬大的胸懷。

第六式：雙龍映輝

雙龍代表任何的人，不論其資質、才力，都能追求完美，達到無上境界。

水車源於自然，自然之力，妙用無窮。此式修練者應有的啟示：「水」。老子說：上善若水，水利萬物而不爭，水性至柔無堅不催，其性優雅又容納百川。故「水」與「氣」皆為柔弱。柔勝剛，弱勝強。眾人皆知，望早日修成。

水車運行，徐徐自轉，日復一日，年復一年，默默造福，從未中斷。練氣、教氣亦如是，持之以恆，只問耕耘，莫問收穫。

第七式：有容乃大

氣存何處？水缸放大、放大、再放大……人的身體彷如一個風箱一樣，虛空而無盡頭，去拉動它，風就自然吹出來，要放鬆，再用力，不斷的鼓動它，就愈來愈有勁。

鍛鍊自己，日省吾身，是否對人更恭敬、更謙讓了，常存感恩之心，容人之過，做一個快樂的人。

第八式：龍遊大海

表示心的自由、自在、無拘、無束。心得自在，不受境牽。過去的事，有記憶但不要牽掛。未來的事有計畫但不要懸念。集精會神、專心一致。不要朝三暮四，見異思遷。

第九式：氣壯山河

一氣呵成，練氣練心。「心量」與「氣量」成正比。練功應循集中心、統一心再到無心的步驟，方能修得：「心要空、心要閒、心要強、心要明、心要低、心要超、心要堅、心要純、心要開、心要幽、心要高、心要奇、心要真、心要清、心要和、心要安」。自然果滿超上界，同登彼岸大眾歡。

邱壽平

前台北市動物園電機室主任
中華自我保健推廣協會顧問

孫靜夫養生氣功推廣教室

1. 中華自我保健推廣協會北區服務處
授課地點：台北市和平東路三段391巷34之3號4樓
聯絡電話：(02)2732-8059

2. 台北市信義區黎忠里里民活動中心
授課老師：孫靜夫老師
聯絡電話：0921-607-476

3. 台北市大同區大龍里里民活動中心
授課老師：莊美妝老師
聯絡電話：0933-909-196

4. 台北市中正社區大學
授課地點：台北市中正區濟南路一段6號
聯絡電話：(02)2327-8441

5. 台北市大同社區大學
授課地點：台北市長安西路37-1號
聯絡電話：(02)2555-6008

6. 台北縣中和社區大學
授課地點：台北縣中和市廣福路41號
聯絡電話：(02)2245-3000#202

7. 台北縣板橋體育場
授課地點：台北縣板橋市漢生東路278號
授課老師：賴朝甲老師
聯絡電話：(02)2962-0462或0935-692-380

8. 台北縣勞工大學
授課老師：林啟賢老師
聯絡電話：0928-512-367

9. 台北縣新莊社區大學
授課老師：侯秀麗老師
聯絡電話：0933-215-850

10. 台北縣中和市莒光活動中心
授課老師：侯秀麗老師
聯絡電話：0933-215-850

11. 中華自我保健推廣協會土城分會
授課老師：湛月賢會長
聯絡電話：0928-119-039

12. 中華自我保健推廣協會嘉義分會
授課老師：蔡武賢老師
聯絡電話：0972-048-698

13. 嘉義社區大學
授課地點：嘉義市民生南路363號（志航國小）
聯絡電話：(05)2360-698或(05)2360-690

14. 中華自我保健推廣協會台中市聯絡處
授課老師：朱素真老師
聯絡電話：0931-580-568

15. 中華自我保健推廣協會台中縣大里聯絡處
授課老師：林淑桂老師
聯絡電話：(04)2483-2659或0919-635-349

16. 中華自我保健推廣協會南投市聯絡處
授課老師：簡妙如老師
聯絡電話：0937-222-030

國家圖書館出版品預行編目資料

孫靜夫氣壯山河養生功／孫靜夫著. -- 初版.
-- 臺北市：遠流, 2010.06
　　面；　公分. -- （健康生活館；54）

　　ISBN 978-957-32-6647-1（平裝）

　　1. 氣功　2. 養生

413.94　　　　　　　　　　99008229

健康生活館54

孫靜夫氣壯山河養生功

調節呼吸，活絡氣血，養心安神，百病不生

作　　　　者──孫靜夫
功法示範攝影──王振國‧康宇和‧孫于倬
美 術 設 計──陳春惠
主　　　　編──林淑慎
責 任 編 輯──廖怡茜
校　　　　對──孫靜夫‧洪碧娥‧莊若蘭

發 行 人──王榮文
出版發行──遠流出版事業股份有限公司
　　　　　　地址／100臺北市南昌路二段81號6樓
　　　　　　郵撥／0189456-1
　　　　　　電話／2392-6899 傳真／2392-6658
法律顧問──董安丹律師
著作權顧問──蕭雄淋律師
□2010年6月1日　初版一刷
行政院新聞局局版臺業字第1295號
定價新台幣300元
有著作權‧侵害必究 Printed in Taiwan
（缺頁或破損的書，請寄回更換）
ISBN 978-957-32-6647-1
YL 遠流博識網 http://www.ylib.com
　　　　　　E-mail:ylib@ylib.com